何でも調べればわかる今、レジデントノートがめざすもの

創刊22年目となったレジデントノート。
皆さまの声を聞きながら、
「研修医が現場で困っていること」や「意外と教わらないこと」、
「研修中に必ず身につけたいこと」を取り上げます。

そして、研修医に必要なことをしっかり押さえた、
具体的でわかりやすい解説を大切にします。

救急外来や病棟はもちろん、新しい科をローテートするとき、
あるテーマについて一通り勉強したいときも
ぜひ本誌をご活用ください。

私たちはこれからも読者の皆さまと
ともに歩んでいきます。

研修医を応援する単行本も続々発刊！

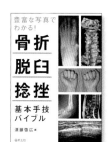 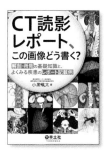 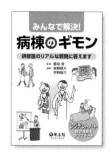 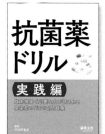 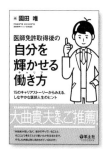

羊土社

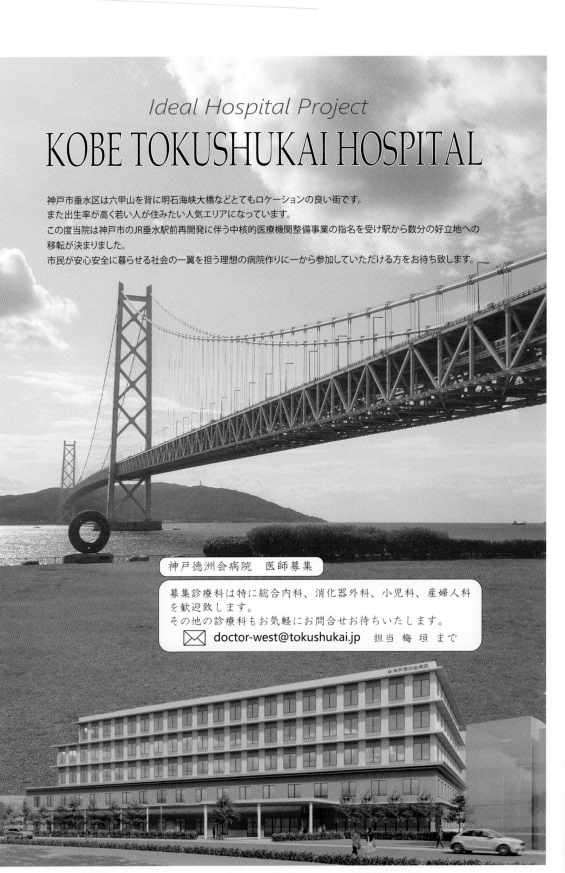

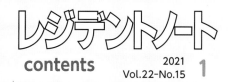

レジデントノート
contents
2021 1
Vol.22-No.15

特集

精神科研修の
エッセンスがまるごとわかる

医療面接の基本や精神症状への対応など、
どの科でも必ず役立つ基本事項を身につけよう！

編集／西村勝治（東京女子医科大学医学部 精神医学講座）

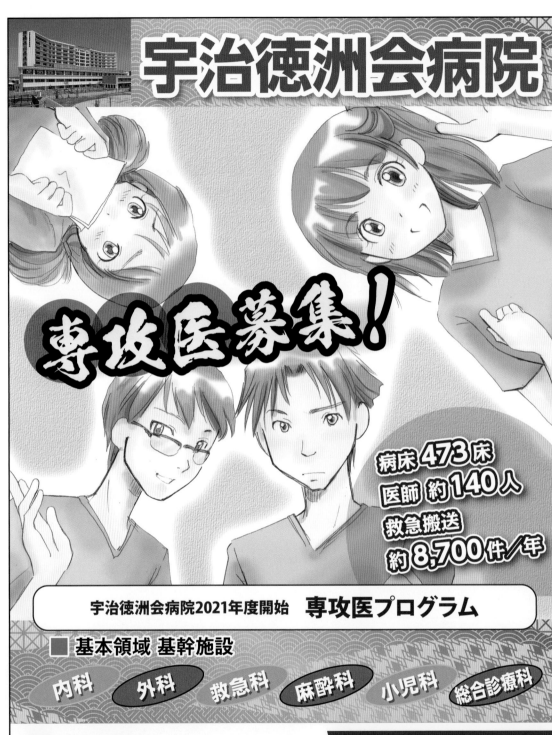

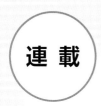

連載

レジデントノート contents
2021 1
Vol.22-No.15

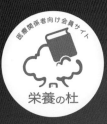

栄養の杜
医療関係者向け会員サイト

株式会社大塚製薬工場

医療関係者向け会員サイトのご案内

医療関係者向け会員サイトを医療関係者の皆さまにご利用いただきやすいよう、リニューアルしました。輸液・栄養関連の情報や臨床でご活用いただけるコンテンツを掲載し、随時更新してまいります。

輸液・栄養の第一歩から専門知識まで、すぐに臨床で活用できるコンテンツを随時更新しています。

おすすめ PICK UP ▶ 水・電解質シリーズ

【演者】日本医科大学
名誉教授　飯野 靖彦 先生

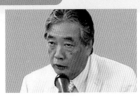

輸液・栄養の理解のために重要な知識である体の水分・電解質についてのセミナー型コンテンツです。「体液の基礎」から「脱水」や様々な「電解質異常」について、動画で解説しています。

全8回
（動画コンテンツ）

第1回 体液の基礎 〈16分30秒〉	第2回 脱水 〈12分33秒〉	第3回 低Na血症 〈18分38秒〉	第4回 高Na血症 〈6分41秒〉
第5回 K異常 〈16分18秒〉	第6回 HCO_3異常 〈16分30秒〉	第7回 P異常 〈17分32秒〉	第8回 Ca異常 〈11分53秒〉

研修医向けWEBセミナー（2020年収録）

▶ 臨床に役立つ
栄養管理の力
〜低栄養を評価し
適切な静脈栄養を行う〜

医療法人社団蘇生会
蘇生会総合病院
副院長・外科部長
近畿大学医学部外科
客員准教授　土師 誠二 先生

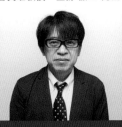

新規会員登録はこちらから
https://www.otsukakj.jp/

大塚製薬工場　検索

会員登録受付中!

パソコンからのご登録方法

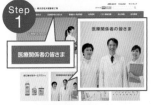

Step 1
大塚製薬工場サイトの「医療関係者の皆さま」をクリックします。

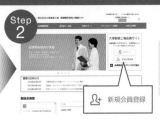

Step 2
「新規会員登録」の文字をクリックします。

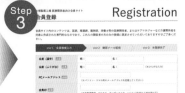

Step 3
仮会員登録を行います。その後メールが送信されるので、メールに記載されたアドレスをクリックし、本登録を行います。

スマートフォンからのご登録なら、もっと簡単!

QRコード読み取りに対応したスマートフォンをお使いの方は、QRコードを読み取ることで、登録フォームに簡単にアクセスできます。
https://www.otsukakj.jp/members/register/

 Otsuka　株式会社大塚製薬工場

〈'20.8作成〉

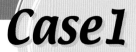

Case 1

[救急画像編]

WEBで読める！

実践！画像診断 Q&A-このサインを見落とすな

発熱と腹痛で来院した70歳代女性

（出題・解説）山内哲司

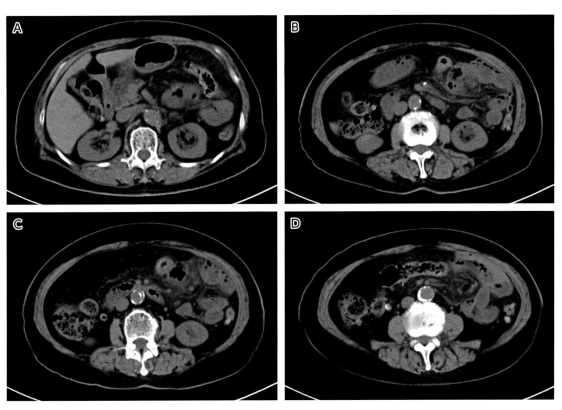

図1 腹部単純CT（軸位断）
A～D）頭側から順にランダムな4スライスを提示.

病歴

症例：70歳代女性.

病歴：前日ににぶい腹痛を認めた．本日から38℃の発熱，全身倦怠感が出現.

既往歴：糖尿病.

身体および検査所見：体温37.9℃．左上腹部に自発痛，圧痛あり．左背部に叩打痛あり．血液検査上，炎症反応が上昇.

問題

Q1：単純CT（図1）の所見は何か？

Q2：診断は何か？

Satoshi Yamauchi
（奈良県立医科大学 放射線科・総合画像診断センター）

web上にて本症例の全スライスが閲覧可能です.

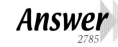

Answer

ある1年目の研修医の診断	解答	小腸憩室炎

左側小腸あたりに脂肪織濃度上昇がありますね．穿孔でしょうか．Free airは…見つけられません．

A1： 腹部正中やや左側の小腸（おそらく空腸）に大きな憩室が認められ（図1►），その周囲に脂肪織の混濁が目立つ（図1►）．
A2： 小腸憩室炎．

解説　憩室炎は非常にcommonな疾患で，「経験したことがない」という読者はほとんどいないだろう．ただ憩室と聞くと「大腸憩室」をイメージする人がほとんどと思われるが，食道，胃，十二指腸，虫垂…そして今回取り上げた小腸にも憩室は発生する．ちなみに気管にも憩室が生じることがあるため覚えておきたい．

　Meckel憩室を除く小腸憩室の頻度は稀であり，そのなかでは近位空腸と遠位回腸に生じることが多いとされているため，今回のような症状をきたすことは珍しい．ただ小腸であっても憩室炎の基本的な発症機序はかわらず，憩室の入り口部が糞便や残渣，炎症などにより閉塞し，憩室内圧が上昇することにより発症すると考えられている．治療法は絶食と抗菌薬などによる保存的治療が推奨されるが，周囲に膿瘍を形成したり，穿孔が疑われたりする場合には手術も検討される．

　画像診断ではやはりCTが多く用いられ，憩室周囲の腸間膜脂肪や腹腔内脂肪に限局的な濃度上昇がみられるほか，近接する腹膜に肥厚が認められることもある．本症例では近位空腸から突出するようなガスを含む構造（図1►）や，小腸から突出する憩室（図2►）が認められた．読影の際は穿孔を伴う可能性も考え，free airを慎重に検索することが重要である．また近傍にある組織と穿通する（内部の構造が直接つながる）こともあり，この際にはfree airが認められない場合もあるため注意が必要である．さらに魚骨などによる穿孔が背景にあり，小腸近傍に小さな膿瘍を形成した場合，あたかも憩室かのように見えることもある．小腸憩室炎は決して頻度の高い疾患ではないため，魚骨やPTP（press through pack）など穿孔に関与しやすい異物を疑う構造が周囲にないかも十分に確認する必要がある．

　なお本症例は発熱症状が認められ，腹痛，圧痛もあったが，いわゆる腹膜刺激兆候はなかった．これは，前方の腹壁直下の腹膜には炎症が波及しておらず，背側の腹膜に肥厚が認められた（図1►）ことから，背部からの叩打痛が影響していたと思われる．多くの場合，このように画像所見と臨床所見は密接にリンクするものである．感染対策に気を配りつつの診療が求められているが，ぜひこのような関係を味わいながら，画像診断を楽しんでいただきたい．

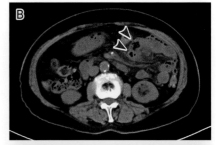
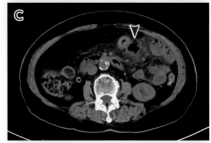
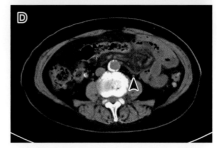

図1　腹部単純CT（軸位断）
近位空腸から突出するようなガスを含む構造が認められるため，空腸憩室と考えられる（B，C►）．その周囲には脂肪織混濁が認められ，背側では限局的な腹膜肥厚が確認される（D►）．

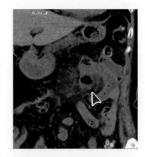

図2　腹部単純CT（冠状断）
小腸から突出する憩室が明瞭に描出されている（►）．

本コーナーはオンラインでもご覧いただけます：www.yodosha.co.jp/rnote/gazou_qa/index.html

Case2 [胸部編]

▶ 体重減少，胸部異常陰影にて紹介受診した 50歳代男性

（出題・解説）笠井昭吾，徳田　均

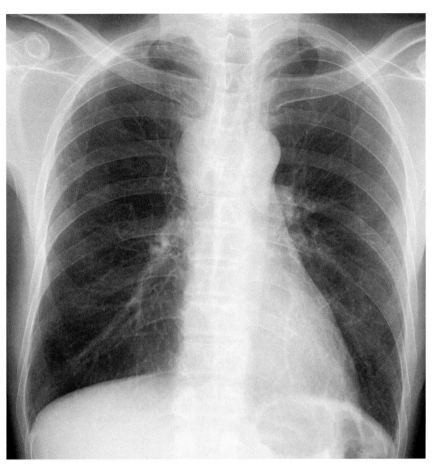

図1　来院時胸部単純X線写真

病歴

症例：50歳代男性．　既往歴：特になし．

現病歴：3カ月間で5kgの体重減少があり近医受診，胸部単純X線写真で異常陰影を指摘され当科紹介となった．体重減少以外の自覚症状は特になし．

身体所見：体重49.5kg，意識清明，体温36.4℃，血圧130/60mmHg，胸部聴診上呼吸音正常，心雑音なし．体表リンパ節触知せず．そのほかの身体所見に異常なし．

生活歴：喫煙歴；20本×30年間．飲酒；なし．

血液検査：WBC 7,230/μL（好中球72％，リンパ球20％，異型リンパ球0％），Hb 7.4g/dL，Plt 70.4万/μL，Alb 2.2g/dL，AST 24IU/L，ALT 26IU/L，LDH 143IU/L，CK 40IU/L，UN 11mg/dL，Cr 0.6mg/dL，Na 143mEq/L，K 4.3mEq/L，CRP 14.8mg/dL．

問題

Q1：胸部単純X線写真（図1）の所見は？

Q2：鑑別として何を考え，どのような対応や検査を行うか？

Shogo Kasai[1]，Hitoshi Tokuda[2]
（1 JCHO東京山手メディカルセンター 総合診療科・呼吸器内科，2 JCHO東京山手メディカルセンター 呼吸器内科）

Answer

ある1年目の研修医の診断

大動脈弓の高さの右縦隔に，腫瘤を認めます．縦隔腫瘍，リンパ腫，縦隔リンパ節転移，サルコイドーシスなどを考え，腫瘍マーカーなどの血液検査を追加，胸部CT検査を施行します．

肺腺がん，縦隔リンパ節転移

解答

A1：気管下部右側に本来確認できるはずの傍気管線（図2B▶）が見えず，気管下部右側の縦隔に腫瘤性病変の存在が疑われる（図1○，図2A○）．

A2：縦隔腫瘍の鑑別として，リンパ腫やサルコイドーシス，がんのリンパ節転移などを考え，腫瘍マーカーなどの血液検査，胸部CT検査を行う．

解説　本症例は縦隔リンパ節転移を主徴とした肺腺がんの症例である．気管下部右側に本来確認できるはずの傍気管線が見えず，気管右壁に接する腫瘤性病変の存在が疑われる．

傍気管線の確認は，胸部単純X線写真読影の基本の1つである．傍気管線は，気管下部右側の壁が線として投射されることで成立する陰影で，1〜2mmの太さの線として認識される．傍気管線の消失は，気管の右側の壁に接する位置に何らかの病変があることを意味する．ただし正常でもはっきり認識できないことがあるので，確認できないからといって直ちに異常とは言い切れない．

本症例の胸部単純X線写真では，傍気管線は消失し，気管下部右側に腫瘤影を認める（図1○，図2A○）．参考として健常者の画像を呈示するが，傍気管線がはっきりと認識できる（図2B▶）．胸部造影CTでは，気管前〜傍気管リンパ節領域，すなわち中縦隔に腫瘤を認めた（図3○）．

縦隔腫瘍は発生する部位によって特徴があるため，上縦隔，前縦隔，中縦隔，後縦隔に分けて扱われる．上縦隔では甲状腺腫瘍，前縦隔では胸腺腫瘍，中縦隔では気管支嚢胞や心膜嚢胞，リンパ節腫大（サルコイドーシスやリンパ節転移），後縦隔では神経原性腫瘍が多い．なお悪性リンパ腫は部位に関係なく発生する．

本症例の腫瘤はCT画像から嚢胞性ではなく充実性であるため，悪性腫瘍の可能性を考えた．血液検査では，可溶性IL-2R 1,470 U/mL（正常145〜519）と上昇，肺がん関連の腫瘍マーカー（CEA，SCC，シフラ，NSE，proGRP）は正常範囲内であった．診断確定のため気管支鏡検査，超音波ガイド下経気管支針生検（endobronchial ultrasound-guided transbronchial needle aspiration：EBUS-TBNA）を施行したところ，大小不同な不整形に腫大した核をもつ異型細胞の集塊があった．免疫組織化学的検討にて悪性リンパ腫は否定的で，低分化型の非小細胞肺がんと診断した．肺野に明らかな原発巣らしき病変がないため，肺以外の臓器からの縦隔リンパ節転移の可能性も考え，消化管を含めた全身精査を行ったが，他臓器の原発巣は認めず，遠隔転移も認めなかった．1つの可能性として，縦隔胸膜に接して発生した小さい原発巣が転移と一体化したことも考えられた．非小細胞肺がんに対する放射線化学療法を施行し，完全緩解を得た．

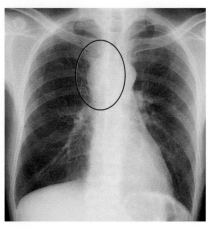

図1　来院時胸部単純X線写真

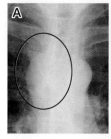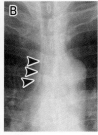

図2　胸部単純X線写真拡大
　　　（A：本症例，B：健常者）

本症例（A）では，傍気管線は消失し，気管下部右側に腫瘤影を認める．健常者（B）では傍気管線がはっきりと認識できる（▶）．

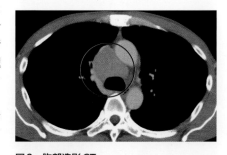

図3　胸部造影CT

中縦隔（気管前〜傍気管リンパ節領域）に充実性の腫瘤を認める．

本コーナーはオンラインでもご覧いただけます：www.yodosha.co.jp/rnote/gazou_qa/index.html

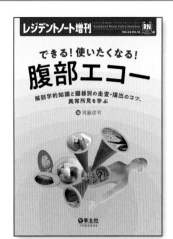

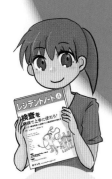
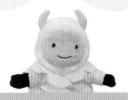

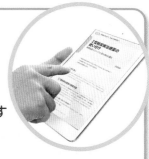
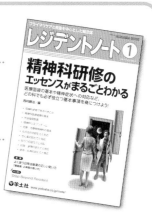
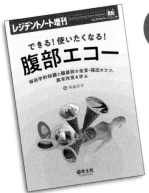

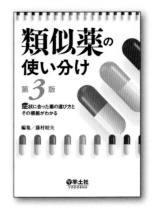

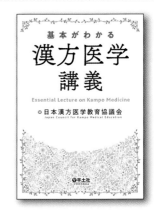
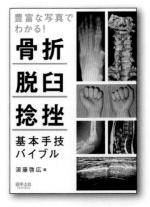

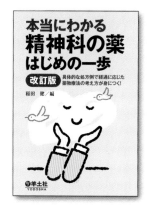
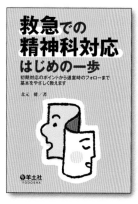
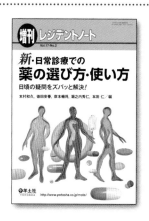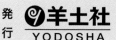

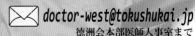

精神科研修の
エッセンスがまるごとわかる

医療面接の基本や精神症状への対応など、
どの科でも必ず役立つ基本事項を身につけよう！

特集にあたって

西村勝治

1 精神科教育の見直し

　わが国ではここ数年，医学教育制度の大規模な見直しが行われました．1つは卒前教育で，医学生を対象とした「医学教育モデル・コア・カリキュラム」の改訂（2017年）です．もう1つは卒後教育であり，初期研修医を対象とした「医師臨床研修指導ガイドライン」の改訂（2020年）になります．両者は連動したものであり，医師の育成が卒前から卒後にかけてシームレスかつ整合性をもったプロセスで行われるように配慮されています．

　精神科は，どちらの見直しにおいても，これまで以上に重視される結果になりました．医学生の精神科臨床実習は少なくとも4週間に延長され，**初期臨床研修では精神科での研修が再必修化**されました．

2 高まる精神科へのニーズ

　医学教育におけるこうした精神科重視の流れは，**社会からの精神科へのニーズが大きく変化した**からにほかなりません．かつての精神科は，統合失調症や双極性障害などを中心とした重い精神疾患の治療を行っている閉鎖的で特殊な診療科というイメージがありました．しかし近年，精神疾患は決して特殊な疾患ではないこと，重症ばかりではなく広く軽症の精神疾患に対する治療も重要であることが，社会にも医療関係者にも認知されるようになりました．2011年には，それまでの4疾病（がん，脳卒中，急性心筋梗塞，糖尿病）に加え，精神疾患が医療政策の重要な対象となったことで，精神疾患は国民に広くかかわるものとして明確に位置づけられました．

　まさに国民病として広く社会に認知されたのが，産業領域において増加した**うつ病**です．特にバブル経済崩壊以後，年間3万人を超えるまで自殺者数が急増し，過労によるうつ病が注目されたことで，誰もが罹りうるストレス関連疾患として国民の意識にしっかりと刻み込まれました．しかも，これらの患者さんが受診するのは精神科ではなく，体調不良を

理由に受診する内科であることが圧倒的に多いとわかり，内科医にうつ病の初期対応が求められるようになったのです．また高齢化に伴い，認知症が増加していることも国民が精神医療に目を向けるきっかけとなりました．**認知症に伴う行動・心理症状**（behavioral and psychological symptoms of dementia：BPSD）を含めた対応も精神科医ばかりでなく，内科医にも求められるようになりました．

3 身体疾患と精神疾患の関係

さらに，がんや心筋梗塞，糖尿病などの身体疾患と精神疾患はこれまで考えられていた以上に密接に関係していることがわかってきました．身体疾患の患者さんにもうつ病をはじめとする精神疾患が高い頻度で合併していて患者さんのQOLを低下させること，さらには身体疾患の発症・増悪の危険因子となり，その予後を悪化させることも知られるようになりました．このため，例えば米国心臓協会（American Heart Association：AHA）は2008年に循環器内科医に対して，うつ病をスクリーニングし，適切にマネジメントすることを推奨したほどです．つまり，内科的なマネジメントに加えて，精神的側面にも配慮することによって患者アウトカムを最大化できることが示唆されたわけです．

このような背景から，精神疾患はただ精神科医に任せればよいのではなく，精神科以外の診療科においても適切な対応（頻度の高い症候・病態について，適切な臨床推論プロセスを経た基本的な診たて，鑑別診断，初期治療，精神科への紹介など）が求められる時代になりました．

4 こころの健康なくして健康なし

「こころの健康なくして健康なし（No health without mental health）」は2005年にWHOが掲げたスローガンです．初期研修医の皆さんにはまさにこのスローガンを実践できる臨床家をぜひめざしてほしいと思います．

これまで多くの先生方から「精神科は敷居が高くて難しい」という声をお聞きしました．本特集では，初期研修で習得すべき精神科のエッセンスを臨床と教育の第一線でご活躍の先生方にわかりやすく解説していただきました．これから精神科研修をはじめる初期研修医の皆さんはもちろんのこと，指導医の先生方にとっても1つの指針として利用していただけるものと確信しています．

Profile

西村勝治（Katsuji Nishimura）

東京女子医科大学医学部 精神医学講座

コンサルテーション・リエゾン精神医学を専門にしています．これまで様々な診療科，特に膠原病，臓器移植，循環器などの領域の先生方と協働して診療，研究を行ってきました．

【総論】
精神科研修で学ぶべきこと

西村勝治

① 精神科で研修すべき症候には，もの忘れ，興奮・せん妄，抑うつがあげられる
② 精神科で研修すべき疾病・病態には，認知症，うつ病，統合失調症，依存症があげられる
③ 精神科に関連する全研修期間を通して学ぶべきことには，社会復帰支援や虐待への対応，緩和ケアなどがある

はじめに

　　医師臨床研修制度が大幅に見直され，2020年度から新ガイドライン（医師臨床研修指導ガイドライン2020年度版）に沿った研修が実施されています．そのなかで精神科は内科，外科，小児科，産婦人科，救急，地域医療と並んで，あらためて必修分野として位置づけられています．

　　新ガイドラインにはこれだけは必ず研修しなくてはならないミニマムな必須条件，および研修することが望ましい推奨条件が提示されています．本稿ではこれらの必須・推奨条件を踏まえ，精神科研修で学ぶべきことを述べていきます．

1 新ガイドラインで求められている精神科研修の方略

　　新ガイドラインにおける精神科研修の概要を表1に示しました．研修期間は原則，4週以上ですが，8週以上の研修を行うことが望ましく，一定のまとまった期間に研修を行うこと（ブロック研修）を原則としています．

　　研修内容としては，次のことが定められています．

表1 医師臨床研修指導ガイドライン2020年度版における精神科研修の概要

		ガイドライン	本特集で対応する稿
研修期間	必須	4週以上	
	推奨	8週以上	
研修方略	必須	精神保健・医療を必要とする患者とその家族に対して，全人的に対応するために，**精神科専門外来または精神科リエゾンチームでの研修を含むこと**	「知っておきたい精神科リエゾンチーム」（pp.2816〜2822）
	推奨	急性期入院患者の診療を行うことが望ましい	
経験すべき29症候（太字は主に精神科で経験すべきもの）	必須	ショック，体重減少・るい痩，発疹，黄疸，発熱，**もの忘れ**，頭痛，めまい，意識障害・失神，けいれん発作，視力障害，胸痛，心停止，呼吸困難，吐血・喀血，下血・血便，嘔気・嘔吐，腹痛，便通異常（下痢・便秘），熱傷・外傷，腰・背部痛，関節痛，運動麻痺・筋力低下，排尿障害（尿失禁・排尿困難），**興奮・せん妄**，**抑うつ**，成長・発達の障害，妊娠・出産，終末期の症候	「もの忘れの診たてと対応」（pp.2830〜2839）「せん妄の診たてと対応」（pp.2840〜2846）「抑うつの診たてと対応」（pp.2847〜2854）
経験すべき26疾病・病態（太字は主に精神科で経験すべきもの）	必須	脳血管障害，**認知症**，急性冠症候群，心不全，大動脈瘤，高血圧，肺癌，肺炎，急性上気道炎，気管支喘息，慢性閉塞性肺疾患（COPD），急性胃腸炎，胃癌，消化性潰瘍，肝炎・肝硬変，胆石症，大腸癌，腎盂腎炎，尿路結石，腎不全，高エネルギー外傷・骨折，糖尿病，脂質異常症，**うつ病**，**統合失調症**，**依存症（ニコチン・アルコール・薬物・病的賭博）**	「もの忘れの診たてと対応」（pp.2830〜2839）「抑うつの診たてと対応」（pp.2847〜2854）「幻覚・妄想の診たてと対応」（pp.2855〜2863）「依存・乱用の診たてと対応」（pp.2864〜2869）
全研修期間を通じて経験すべき事項（太字・破線は主に精神科で経験すべきもの）	必須	基本的な診療において必要な分野・領域等に関する研修：感染対策（院内感染や性感染症など），予防医療（予防接種など），虐待への対応，**社会復帰支援**，緩和ケア，アドバンス・ケア・プランニング（ACP・人生会議），臨床病理検討会（CPC）など	「精神科における社会復帰支援」（pp.2809〜2815）
	推奨	社会的要請の強い分野・領域等に関する研修：診療領域・職種横断的なチーム（感染制御，緩和ケア，栄養サポート，**認知症ケア**，退院支援など）の活動に参加することや，**児童・思春期精神科領域（発達障害など）**，薬剤耐性，ゲノム医療など	太字：「児童精神科において押さえておきたいこと」（pp.2823〜2829）破線：「知っておきたい精神科リエゾンチーム」（pp.2816〜2822）

・精神保健や医療を必要とする患者とその家族に対して，全人的に対応するために，精神科専門外来または精神科リエゾンチームでの研修を含むこと（必須）
・病棟研修は必須ではないが，すでに診断のついた慢性期の患者だけでなく，急性期入院患者の診療を経験することが望ましい（推奨）

　今回の新ガイドラインの大きな特徴として，① 優先される研修の場が入院から外来にシフトしたこと，② 精神科リエゾンチームでの研修が含まれたことがあげられます.
　精神科リエゾンチームについては耳慣れない研修医も多いのではないでしょうか. これは精神科以外の診療科の入院患者に対して精神科診療を提供する多職種チームです. 総合病院における精神医療の機能強化を目的として，2012年に診療報酬算定が可能となりました. 精神科リエゾンチームでの研修を通して，精神科以外の診療科でも遭遇する頻度の高

い精神症候に対して，臨床推論と初期対応を適切に行うための能力を身につけることが期待されています．本特集でもとり上げたので，研修する前に一読してください〔「知っておきたい精神科リエゾンチーム」（pp.2816～2822）参照〕．

2 精神科で経験すべき症候，疾病・病態

　初期臨床研修で経験すべき29の必須症候のうち，主に精神科で経験すべき症候はもの忘れ，興奮・せん妄（興奮，またはせん妄），抑うつです．もの忘れについては神経内科などで経験する場合もあるかもしれません．そのほかに意識障害，けいれん発作なども精神科で経験できる場合があります．これらの症候を呈する患者に対して，病歴，身体所見，簡単な検査所見に基づく臨床推論と，病態を考慮した初期対応を的確に行うスキルを身につけることが求められています〔「もの忘れの診たてと対応」（pp.2830～2839），「せん妄の診たてと対応」（pp.2840～2846），「抑うつの診たてと対応」（pp.2847～2854）参照〕．

　次に，経験すべき26疾病・病態のうち，主に精神科で経験すべき疾病・病態は認知症，うつ病，統合失調症，依存症（ニコチン・アルコール・薬物・病的賭博）です．認知症は神経内科などで経験する場合もあるでしょう．新ガイドラインではこれらの疾病・病態の診療にあたることが求められていますが，症候からの臨床推論を含めて学んでください．また，これらの疾病・病態のさらに詳しい治療については成書を参照してください〔認知症は「もの忘れの診たてと対応」（pp.2830～2839），統合失調症は「幻覚・妄想の診たてと対応」（pp.2855～2863），うつ病は「抑うつの診たてと対応」（pp.2847～2854），依存症は「依存・乱用の診たてと対応」（pp.2864～2869）参照〕．

3 全研修期間を通じて研修すべき事項のうち，精神科に関連するもの

　全研修期間を通じて研修すべき事項として，基本的な診療に必要な分野・領域などに関する必須研修事項と，社会的要請の強い分野・領域などに関する推奨研修事項があげられています．このうち，精神科でも研修できるチャンスがある事項は，まず必須事項の社会復帰支援です．病棟研修で前述の経験すべき疾病・病態（認知症，うつ病，統合失調症，依存症）の急性期入院患者の診療とならんで，リハビリテーション，社会復帰についても学ぶ機会があるかもしれません〔「精神科における社会復帰支援」（pp.2809～2815）参照〕．

　また，推奨事項の児童・思春期精神科領域（発達障害など）も小児科や精神科の外来などで経験できるチャンスがあります〔「児童精神科において押さえておきたいこと」（pp.2823～2829）参照〕．

　それ以外はほかの診療科での研修が想定されていますが，虐待への対応，緩和ケア，アドバンス・ケア・プランニング（ACP，人生会議）の各必須項目，緩和ケアチーム，認知

表2 医師臨床研修指導ガイドライン2020年度版における到達目標

ガイドライン		本特集で対応する章
資質・能力 （太字は特に精神科研修で学んでほしいこと，他科に進んでも役に立つこと）	1．医学・医療における倫理性 診療，研究，教育に関する倫理的な問題を認識し，適切に行動する．	
	2．医学知識と問題対応能力 最新の医学および医療に関する知識を獲得し，自らが直面する診療上の問題に対して，科学的根拠に経験を加味して解決を図る．	
	3．診療技能と患者ケア 臨床技能を磨き，患者の苦痛や不安，考え・意向に配慮した診療を行う．	「精神科医療面接の基本」 （pp.2803〜2808）
	4．コミュニケーション能力 患者の心理・社会的背景を踏まえて，患者や家族と良好な関係性を築く．	同上
	5．チーム医療の実践 医療従事者をはじめ，患者や家族に関わる全ての人々の役割を理解し，連携を図る．	「知っておきたい精神科リエゾンチーム」 （pp.2816〜2822）
	6．医療の質と安全管理 患者にとって良質かつ安全な医療を提供し，医療従事者の安全性にも配慮する．	
	7．社会における医療の実践 医療の持つ社会的側面の重要性を踏まえ，各種医療制度・システムを理解し，地域社会と国際社会に貢献する．	「精神科における社会復帰支援」 （pp.2809〜2815）
	8．科学的探究 医学および医療における科学的アプローチを理解し，学術活動を通じて，医学および医療の発展に寄与する．	
	9．生涯にわたって共に学ぶ姿勢 医療の質の向上のために省察し，ほかの医師・医療者と共に研鑽しながら，後進の育成にも携わり，生涯にわたって自律的に学び続ける．	

症ケアチームの各推奨項目については，いずれも精神科医がかかわっていることが少なくありません．また精神科リエゾンチームの活動と関連する可能性も十分あります．このため，精神科の研修において経験できると考えて準備しておきましょう〔「知っておきたい精神科リエゾンチーム」（pp.2816〜2822）参照〕．

4 ほかの診療科に進んでも役立つこと

新ガイドラインでは2年間の初期臨床研修の到達目標が明記されています（表2）．そこには医師としての基本的価値観（プロフェッショナリズム），さまざまな資質・能力が含まれています．このうち精神科研修でこそ，特にしっかり学んでほしい要素があります．

1) 患者ケア，コミュニケーション能力

　　　患者や家族のニーズを心理的，社会的な背景を踏まえて適切に把握し，よい関係性を築くためのコミュニケーション能力は医師として習得すべきスキルです．患者の苦痛や不安，考え・意向に配慮した診療，患者ケアを行うことが求められています．精神科の医療面接は，ほかの診療科でも応用できるエッセンスを含んでいます．将来，精神科以外の診療科に進んでも身につけておきたい精神科面接の基本をぜひ学んでください〔「**精神科医療面接の基本**」（pp.2803 〜 2808）参照〕．

2) チーム医療の実践

　　　精神科リエゾンチームの研修でも，病棟研修でも，精神科は独自のチーム医療を展開しています．特に精神科リエゾンチームは，精神科のチームが依頼元の診療科の医療チームに介入する，いわば二重構造のチーム医療が特徴です〔「**知っておきたい精神科リエゾンチーム**」（pp.2816 〜 2822）参照〕．

3) 社会における医療の実践

　　　精神障害の治療は社会とのつながりのなかで進められます．各種医療制度・システムを理解し，社会復帰支援を経験してみてください〔「**精神科における社会復帰支援**」（pp.2809 〜 2815）参照〕．

4) 医学・医療における倫理性

　　　精神障害に対するスティグマ（偏見）の問題を研修中にぜひ一度考えてみてください．わが国では2002年に「精神分裂病」から「統合失調症」に呼称が変更されるなど，精神障害のスティグマ軽減に向けた活動を展開させてきましたが，根強い問題であることには変わりなく，医療者にも特に根強いことが知られています．

5) 医療の質と安全管理

　　　精神科の病棟研修で直面するのは非自発的入院，行動制限（隔離，身体拘束）をめぐる倫理的問題であり，医療の質と安全管理の問題と表裏をなしていることを学んでください．

Profile

| 西村勝治（Katsuji Nishimura）

東京女子医科大学医学部 精神医学講座
コンサルテーション・リエゾン精神医学を専門にしています．これまで様々な診療科，特に膠原病，臓器移植，循環器などの領域の先生方と協働して診療，研究を行ってきました．

【総論】

精神科医療面接の基本

木村宏之

① 支持的精神療法は精神科研修の重要な基本技法として位置づけられている

② 傾聴は，患者の言葉を聴いて理解することだけではなく，面接者の五感やイメージを通じて感じることである

③ 共感とは患者の置かれた状況をイメージして理解をより深めることで，患者の経験と同じような気持ちになった場面が想起されることである

はじめに

　精神科の研修では単に精神疾患の知識を得るだけではなく，患者（やその家族）と精神科医療面接をするための基本的技能を身につける必要があります．この基本的技能は**支持的精神療法**と呼ばれ，多くの臨床場面で実践されている面接技法です．

　一般的な医療面接と精神科医療面接は基本的に同じものですが，後者は対象患者が精神疾患に罹患しているため，精神症状について配慮しなければなりません．つまり，身体疾患患者の面接では疾患に関する情報収集や疾患教育が中心となりますが，精神疾患患者の面接では，それらに加えて不安が高まりやすい患者の話を傾聴してその苦悩を汲むことが大切です．その結果，不安や抑うつなどの精神症状が軽減したり，面接者と患者の信頼関係が築かれたりします．精神科医療面接を習得することにより，安全で良質な医療面接を提供できるようになりましょう．

1 精神科医療面接の位置づけ

　　精神科医療面接を実施するために最初に身につけるべき支持的精神療法は，傾聴や共感を中心とした基本的な面接技法です．かつては，ほかの専門的精神療法と比較して誰でも簡単に実施できるため「精神療法のシンデレラ」[1]と低く位置づけられていました．支持的精神療法の専門家であったRockland[2]によると，従来の支持的精神療法の教育は，上級医が若手精神科医に『肩をポンと叩いてやって，薬を出して「元気出せよ！すぐに良くなるさ」って言えばよいのさ』と指導するようなものであったと指摘しています．しかし近年，支持的精神療法は大規模なメタ解析[3, 4]などによってほかの精神療法とほぼ同等の治療効果が実証されており，精神科研修の重要な基本技法として位置づけられています．

　　日本では精神科面接の基本について日本精神神経学会 精神療法委員会が啓発していますし[5, 6]，アメリカでは精神医学会から支持的精神療法の解説書[7]が発行されていることに加え，知識・技能・態度に分けられた習得すべき項目の目安が示されています（表1）[8, 9]．本稿では，基本的な面接技法である傾聴と共感について解説します．

2 傾聴[10]

1）面接の目的

　　患者と向かい合った面接者は何を意識して話を聴いていけばよいのでしょうか．面接の機会を提供することによって，患者の不安を軽減したり患者を理解したりすることが目的のはずですから，面接者は患者に自らの苦悩を吐露してもらい，患者を理解するための情報を収集します．一方で，患者との面接は友人同士の雑談や人生相談ではありません．患者の語るままをただ聴くだけでは，焦点がぼやけて内容が拡散し，いつの間にか面接が目的を持った治療でなくなってしまいます．そのため面接者は「**患者と面接している理由**」

表1 支持的精神療法のコンピテンシー[8, 9]

習得内容	
知識 (Knowledge)	・治療目標（例：症状の軽減，適応の向上）に関する知識 ・薬物療法やほかの心理療法に関する知識 ・支持的精神療法の継続的な技術向上に関する知識
治療技能 (Skills)	・感情統制，思考障害，現実見当障害について問題を解決する能力 ・患者にアドバイス／心理教育を提供する能力 ・慢性精神疾患と闘っている患者の適応力，人間関係，士気，不安の原因に適切に焦点を当てる能力
治療態度 (Attitudes)	・支持的精神療法の治療効果に対する信頼 ・文化的問題に対する柔軟性 ・精神療法面接の観察（録音やビデオ撮影など）に対してオープンであること ・尊敬の念を持ち，偏見を持たず，共感的でオープンであること

を明確にするよう心がける必要があります．特に，面接に行き詰まりを感じるとき，面接者は「なぜ今，自分はこの患者と会っているか」といった目的や治療目標について患者とともに仕切り直しをする必要があるかもしれません．

2) 傾聴のコツ

　面接場面に無理に連れてこられていないのであれば，多くの患者は主訴に困って受診しています．したがって，**患者が積極的に話さない場合は，主訴やそれに関連する内容について焦点を当てるとよいでしょう**．患者の話が具体的に始まったら，面接者は患者の語る内容に耳を傾け，その内容を心のなかで思い描いていきます．患者の話す内容を把握していく方法については，面接者によってそれぞれのやり方があると思いますが，個人的には**映像としてイメージを膨らませています**．例えば，家族との関係がうまくいかずに患者が困っている場合，面接者は眼前の患者の雰囲気から仮想の自宅をイメージし，患者と家族とがうまくいかない情景を心のなかで思い描いていきます．そして患者の話を聴きながら，そのような状況で患者や家族はどのように感じたのだろうかと想像します．実際に家族がついてきている場合は，まさに患者と家族の関係が面接者の目の前で実演されるため，具体的にイメージできます．このような過程を経て，面接者は患者の語る内容を，より実感を持って理解できるようになります．

　また面接者は，患者が語る内容を聴いて理解するのみならず，**患者の外見や振る舞いなどにも配慮する必要があります**．面接者は患者を視ながら，表情や服装，ふるまいは話の内容と合っているだろうか，服装の趣向はいつもと変わらないだろうか，姿勢はいつもと同じだろうか，などと目を配らせて患者の気持ちを推察します．このように患者の話を傾聴するということは，**患者の言葉を聴いて理解することのみならず，面接者の五感やイメージを通じて感じること**でもあります．

　このような精神科医療面接における傾聴技能を用いることにより，面接者は患者との非言語的交流から多くの患者情報を得ることができます．そのため，精神科以外の一般的な医療面接で用いる場合も患者が語る内容以上に日常生活や生活歴を詳細に実感できますし，患者の表情や服装など視診から得られる情報を加えることによって，より多角的・多層的に患者を評価できます．

3 共感・承認 [10)]

1) わかることはわけること

　患者の気持ちを理解する（わかる）ことは，とても大切です．わかるという言葉には文字通り，理解できるところと理解できないところをわけるという意味があります．患者の語る内容，振る舞い，感じ方について，面接者は「健康な心の状態として理解できる部分」と「健康な心の状態として理解できない部分」にわけていきます．そして，理解できる部分に対しては，健康な心を持った人の話として傾聴します．患者が自分について真摯に語

り，面接者が「そうだよね」「そう思うのも無理はないよね」と感じる関係は，治療関係の基盤になるはずです．

2) 共感の定義

こうした状況でしばしば用いられる"共感"という言葉の定義について少し説明します．一般的に共感は，文字通り"他者の気持ちと同じ気持ちを共に感じる"ことを意味します．しかし，生物学的にも心理学的にも異なる面接者と患者が，ある瞬間，まったく同じ気持ちを共有することは不可能です．それでは，実際の面接場面で面接者はどのような経験を共感というのでしょうか．

臨床的な実感としては，以下のような経験があげられます．

① 患者の話に耳を傾け，患者の置かれた状況に面接者自身を置いてみる
② そのようなイメージを持つうちに，徐々に面接者の心のなかに患者が経験している気持ちと相似的な気持ちがわきあがる
（例：とても辛そうな人と話していて辛い気持ちになるなど）
③ 面接者の理解がより深まることで，面接者自身の生活史に患者の経験と同じような気持ちになった場面が想起される

このように面接者は，患者の心の状態に近づいてはいけますが，どこまでいっても同じになることはありません．

3) 承認

面接者に，このような心理過程が生じるためには，一定程度の治療期間や患者の健全さが必要になります．面接者が，精神病性障害患者の恋愛妄想の対象になったり，境界性パーソナリティ障害の攻撃の対象になったりする場合，短期間に患者の心的状況に近づくことはできません．そのような状況に対して承認（Validation）という技法があり，「患者の体験や感情を面接者が知的に理解し，それと認め肯定すること」と定義されています．必ずしも患者の語る内容のすべてに納得はできないけれど，患者がそのように感じることを知的には理解できるという体験です．承認と共感との違いについては，表2に提示します．

このような精神科医療面接における共感技能を用いることにより，面接者は言語的交流以外にも患者と自分との共通する部分を実感できます．言い換えれば，患者の苦悩をまるで自分のことのように感じます．そのため，精神科以外の一般的な医療面接で用いる場合，このような面接者の誠実な臨床姿勢は，患者に安心感を与え，面接者に対する揺るぎない信頼関係を構築することにつながります．

4 精神科医療面接のポイント

　　実際の精神科医療面接を始め，傾聴と共感ができるようになると，患者は面接者を信頼し，大きな期待をよせるようになります．信頼関係が構築されてくると，まるで子供が親に甘えるような関係になり，**退行（子供がえり）**しやすくなります．言い換えれば，面接者が患者の子供的な振る舞いを許している状態といえるでしょう．このような状況では患者の安心感が高まり精神症状は改善していきますが，安心感を提供し続けることによって患者は退行しすぎてしまう場合があります．患者によっては甘えがこうじて逸脱行動が生じるかもしれません．しかし実際の臨床場面では，さまざまなルールがあり，患者が期待するような対応を続けることが現実的には難しくなります．そのため面接者は，**面接時間や治療のルールなどの設定に納まるようにマネジメントする必要**が出てきます．つまり，患者に大人的な振る舞いしてもらうように促すことが求められます．このような「退行（子供的な振る舞い）」と「設定（大人的な振る舞い）」のバランスをとってもらうことが，精神科医療面接がうまくいく大切なポイントになります（図）．

> 🔧 **ここがポイント**
>
> 傾聴と共感を医療面接に活かそう．

表2 承認と共感[10]

	承認	共感
定義	患者がその状況にあれば，そう感じることも理解できる	患者と同一の体験を面接者が体験する
面接者	知的な理解	情緒的な同一化
患者	理解してもらえた	汲んでもらえた

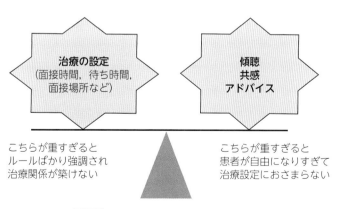

図 簡易型支持的精神療法の構造

おわりに

　精神科医療面接について概説しました．臨床精神医学における患者との面接は，症状を聴取して診断だけ行うものではないですし，患者の身の上話だけを聞いてあげるという人生相談でもありません．患者にとって，安全で良質な面接が提供できるように学んでいただければと思います．

文　献

1）Sullivan PR：Learning theories and supportive psychotherapy. Am J Psychiatry, 128：763-766, 1971
　　（PMID：5147734）

2）Hellinga G, et al：「Personalities: Master Clinicians Confront the Treatment of Borderline Personality Disorders」（Hellinga G, et al, eds）, pp273-290, Jason Aronson, 2001

3）Barth J, et al：Comparative efficacy of seven psychotherapeutic interventions for patients with depression：a network meta-analysis. PLoS Med, 10：e1001454, 2013（PMID：23723742）
　　↑約15,000人のうつ病患者に対する精神療法を対象にした有名なネットワークメタ解析論文．7つの精神療法（支持的精神療法，精神力動的精神療法，ソーシャルスキルトレーニング，問題解決療法，認知行動療法，行動活性化療法，対人関係療法）を比較したが，治療効果に有意差はなかった．

4）Cuijpers P, et al：The efficacy of non-directive supportive therapy for adult depression：a meta-analysis. Clin Psychol Rev, 32：280-291, 2012（PMID：22466509）

5）「臨床医のための精神科面接の基本」（日本精神神経学会精神療法委員会／編）, 新興医学出版社 , 2015
　　↑有名な精神療法家それぞれにより精神療法の基本が示されている良書．

6）藤山直樹：精神科専門医に求められる精神療法．精神経誌, 117：1011-1014, 2015

7）「Clinical Manual of Supportive Psychotherapy, Second Edition」（Peter N, et al, eds）, Amer Psychiatric Publishing, 2020
　　↑アメリカ精神医学会（The American Psychiatric Association：APA）publishingより出版されている入門書（2020）の第2版．支持的精神療法の基本から各精神疾患・特異な治療設定に対する支持的技法など包括的内容が網羅されている．APA publishingからはこのほかにも「Learning Supportive Psychotherapy」「Doing Supportive Psychotherapy」という支持的精神療法に関する2冊の解説書がほぼ同時期に出版されており，支持的精神療法の重要性が見てとれる．

8）Douglas CJ：Teaching supportive psychotherapy to psychiatric residents. Am J Psychiatry, 165：445-452, 2008（PMID：18381914）

9）Watkins CE Jr：Do We Need a Supportive-Therapy-Specific Psychotherapy Supervision? Am J Psychother, 72：21-23, 2019（PMID：30786734）

10）「面接技術の習得法—患者にとって良質な面接とは?」（木村宏之／著）, 金剛出版 , 2015
　　↑著者が若手精神科研修医や若手心理士を対象に行っている精神科医療面接セミナーをまとめたもの．

Profile

▎木村宏之（Hiroyuki Kimura）
　名古屋大学大学院医学系研究科 精神医学分野

【総論】

精神科における社会復帰支援

藤井千代

① その人らしい社会生活のために包括的なアセスメントを行う

② 薬物療法と心理社会的治療は車の両輪

③ 多職種協働,多機関連携によるアプローチが重要

■ はじめに

　「社会復帰」というと,復職や復学,就労といった目標がまずは思い浮かぶでしょう.しかし,必ずしもそれらが本人にとって適切な目標であるとは限りません.近年では,精神科サービス提供はパーソナルリカバリーを志向すべきであるとの共通認識ができつつあり[1],精神科における社会復帰支援とは,すなわち**パーソナルリカバリー支援**といいかえることができます.本稿では,パーソナルリカバリーのための支援のポイントについて考えていきます.

1 患者本人を包括的に理解する

1)パーソナルリカバリー

　精神科臨床における「リカバリー」には,少なくとも2つの概念があります.1つは,寛解状態の維持や機能的回復を意味する「クリニカルリカバリー」であり,主として医師や看護師といった専門職の視点から生じた考え方です.

　もう1つは,精神障害者が,障害によるさまざまな制限をもちながらも希望を実現し,満足できる生活を送ることを意味する[2],「パーソナルリカバリー」です(図1).パーソナルリカバリー支援のためには,本人の病状といった医学的側面だけでなく,生活機能や社

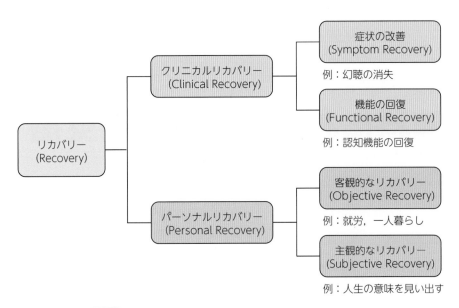

図1 パーソナルリカバリーとクリニカルリカバリー

会参加の程度といった本人をとり巻く環境なども理解し，本人の希望や価値観，ニーズに沿ったサービスを提供することが求められます．

2) 関係性構築と本人の希望

　本人が「どうなりたいか」について知ることは，治療にあたって最も重要なことの1つです．しかし精神科臨床においては，本人の希望がはっきりしないことや，主治医が考える治療目標と本人の希望が一致しないことも多いです．「希望は何もない」「わからない」という答えが返ってくるかもしれませんし，主治医からすると実現不可能な夢を語る場合もあるかもしれません．すぐに本人の希望が見い出せなくても根気よくかかわること，たとえ荒唐無稽に思える希望でも無下に否定しないことが大切です．

　本人の考える希望や目標について話し合うためには，まずは**本人との関係性の構築**が不可欠です．しかし特に急性期においては，本人の意思確認すら難しいことも多いでしょう．そのような場合でも，**適切な情報提供とできる限り本人の意向を確認して尊重する姿勢**は，その後の医師-患者関係によい影響をもたらすことが期待できます．

> **ここがポイント：「共通の話題」を見つけて関係性を構築しよう**
>
> 　医師-患者関係も，関係性構築の基本は通常の人間関係と同じ．時には病気以外のこと（好きな音楽，関心あるニュース，出身地のことなどなんでも）で共通の話題を見つけて「雑談」を．

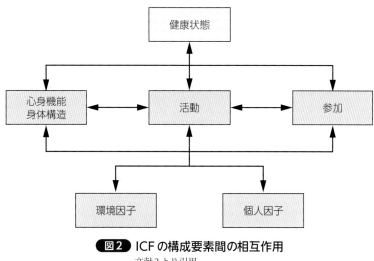

図2 ICFの構成要素間の相互作用
文献3より引用.

3) 包括的理解のためのアセスメント

　　アセスメントにあたっては，国際生活機能分類（International Classification of Func-
tioning, Disability and Health：ICF）が役立ちます．ICFとは，2001年5月に世界保健機
関（WHO）によって承認された，人の健康状態を包括的にとらえるための構成要素に関
する考え方で，心身機能・身体構造（心身の働き），活動（生活行為），参加（家庭や社会
への関与・役割）は相互に関連していること，それらが健康状態や環境因子，個人因子か
らも影響を受けることが示されています（図2）．例えば，統合失調症の陰性症状（心身機
能の低下）により，活動性が低下し，社会参加が制限されている場合，本人の興味（個人
因子）に合ったデイケアプログラムを提供する（環境因子）ことで，社会参加が促されると
いったことです．幅広く情報収集を行い，本人の活動や参加に支障となっている要因を把
握し，改善の方法を検討します．その際，本人がどのような支援を必要だと考えているか
（支援ニーズ）についても確認しておきましょう．

4) ストレングスへの着目

　　医療におけるアセスメントでは，症状や検査値の異常といった「悪いところ」やリスク
に目を向けることが多いでしょう．もちろんそれは必要なことですが，リカバリー支援に
おいては，同時に本人の**ストレングス**（よいところ，強み，恵まれているところ）に着目
することが重要です．ストレングスは以下のようなさまざまな側面からアセスメントでき
ます．

① 性格・性質（優しい，思いやりがある，頑張り屋である，感受性が豊かなど）
② 才能・技能（パソコンが使える，料理ができる，資格をもっているなど）
③ 環境（友人がいる，家族関係が良好，近所にスーパーがある，家から駅が近いなど）
④ 関心・意欲（読書が好き，歴史に興味がある，鉄道が好き，歌が得意など）

その人のストレングスを活かすことのできる環境づくりや支援の提供により，その人が本来持っている力を引き出せるようにすること（エンパワメント）は，リカバリーのプロセスを促進させます．

患者さんのストレングスに気づいたときには，患者さん本人にどんなところがストレングスになっているかを伝え，そのストレングスを活かすためにはどうすればよいかを一緒に考えるようにしましょう．

2 目標設定

本人の希望を実現するための具体的な目標を立て，それを1つ1つ達成していけるように支援します．目標を設定するときには，年単位での達成をめざすような**長期目標**と，月単位でクリアできそうな**短期目標**の両方を考えるのがよいでしょう．本人と十分に話し合い，特に短期目標は「週2回はデイケアに通うこと」といった，「少し頑張ればクリアできそうな目標」にするのがお勧めです．小さな目標を1つ1つクリアして達成感を積み重ねることは，本人のエンパワメントにつながります．

3 リカバリーのための薬物療法

症状コントロールだけではパーソナルリカバリー支援としては不十分ですが，もちろん症状コントロールを軽視してよいわけではありません．精神障害者の多くが症状コントロールのための継続的な服薬を必要としています．精神科臨床においては，薬物療法と心理社会的アプローチは車の両輪に例えられ，どちらも重要です．

その人らしい生活を求めていくうえでは，過鎮静や体重増加，性機能障害など本人からは言い出しにくい副作用による生活の質（QOL）への影響も定期的にきちんと評価し，病状を見極めつつ必要に応じて減薬や処方の変更も考慮します．「薬の飲みごこち」は，服薬アドヒアランスを維持するうえでも重要です．本人の生活スタイルをふまえて，服薬回数や薬の剤形にも注意を払うことが望まれます．

> **ここがピットフォール**
> ....
> 薬は処方通りに飲めていない人も意外と多いためときどき確認を．ただし，問い詰めないで，処方通りに飲めていなくても責めずに理由を尋ねること．

4 心理社会的アプローチ

1）多職種・多機関協働のすすめ

　　リカバリーのための効果的な治療戦略を立てるうえでは，主治医が患者さん本人を全人的に理解していることが求められますが，必要な治療や支援，環境調整などを医師一人で行うのは難しく，限界があります．生活機能の多様な側面にアプローチするためには，医師，看護師，保健師，作業療法士，精神保健福祉士，心理職などから構成される**多職種チームによる支援**が望ましいです．

　　また，本人の支援ニーズに応えるためには，医療機関のみならず，障害福祉サービス事業者や行政機関，教育関係者，ハローワークといった多領域との地域連携により支援を提供することが有効です（図3）．医師が医療以外のサービスについても熟知することは難しいかもしれませんが，病院の精神保健福祉士や地域の保健師などと情報共有を行って，本人に適した医療以外のサービスを導入できる可能性について検討することは重要です．

2）精神科デイケア

　　精神科医療において多職種での支援が可能な場としては，**精神科デイケア**があげられます．精神科デイケアとは，精神科医療機関などに併設されたスペースに日帰りで通って実施する精神科リハビリテーションです．その目的は，デイケアを利用する人の状態やニー

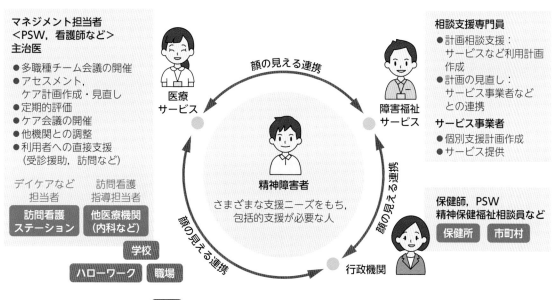

図3 地域における連携のイメージ
PSW：psychiatric social worker（精神保健福祉士）.

ズによってさまざまで，症状の再燃や再入院の防止，社会機能の回復，社会復帰・社会参加の促進などがあげられます．近年では，就労や復職（リワーク）を目的としたデイケア，依存症や摂食障害，発達障害といった疾患別のデイケアなど多様化が進んでいます．

ほかの参加者と交流しながらプログラムに沿って日中活動を行うことが多く，必要に応じて個別支援も実施されます．個々のニーズに応じた計画を立て，目的を明確にしたうえでデイケアを利用することが大切です．入院中の患者が退院後にデイケアを利用する場合，入院中から試験的にデイケアを使ってみることも推奨されます．デイケアでは，診察室ではみることのできない患者さんの活動状況を確認することができます．本人の対人関係のもち方や得意なこと，苦手なことを知るよい機会ですので，ときには診察室だけでなく，デイケアで患者さんと接してみることをおすすめします．

3) 家族支援

精神障害者の家族には，日常的に大きな負荷がかかっていることも少なくありません．家族支援により家族の対処能力が向上し，不安や孤立が軽減されれば，患者本人に対する対応にもゆとりができ，それにより患者の病状が安定することが知られています（図4）[4]．

 ここがピットフォール

支援は手厚ければよいというものではない．支援のしすぎは本人の自立を阻害する可能性があることにも注意．

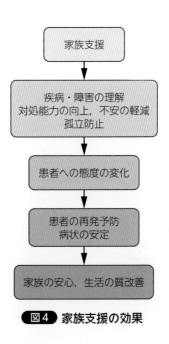

図4　家族支援の効果

おわりに

　パーソナルリカバリーのためには，精神障害による生活のしづらさを抱えているその人自身を理解し，その人のストレングスに目を向けて，それを活かすことのできる支援のあり方を本人とともに考えることが重要です．多職種協働や地域連携により，さまざまな側面から本人を支える体制づくりが望まれます．

文　献

1）Slade M, et al：Uses and abuses of recovery: implementing recovery-oriented practices in mental health systems. World Psychiatry, 13：12-20, 2014（PMID：24497237）

2）Slade M, et al：Recovery: an international perspective. Epidemiol Psichiatr Soc, 17：128-137, 2008（PMID：18589629）

3）厚生労働省社会・援護局障害保健福祉部企画課：国際生活機能分類―国際障害分類改訂版―. 2002（最終確認：2020年9月1日）
https://www.mhlw.go.jp/houdou/2002/08/h0805-1.html

4）Sin J, et al：Effectiveness of psychoeducational interventions for family carers of people with psychosis: A systematic review and meta-analysis. Clin Psychol Rev, 56：13-24, 2017（PMID：28578249）

参考文献

1）「リカバリーのためのワークブック - 回復をめざす精神科サポートガイド」（水野雅文，藤井千代，他 / 編），中央法規出版, 2018
　↑地域での社会生活をめざすリハビリテーションの方法を具体的に紹介.

Profile

藤井千代（Chiyo Fujii）

国立精神・神経医療研究センター 精神保健研究所 地域・司法精神医療研究部長
大学院生のときに，故 Ian Falloon 先生の提唱された，統合型地域精神科治療プログラム（optimal treatment project：OTP）にかかわる機会を得て，それ以来，心理社会的アプローチと地域連携に関する研究と実践を続けています．精神科地域ケアは，悩むことも多いですが，とてもやりがいがあります．

【総論】

知っておきたい
精神科リエゾンチーム

竹内 崇

① 「リエゾン」とは仏語で「連携」や「連絡」を意味する言葉
② リエゾンチームの役割は患者の精神状態の悪化予防やスタッフ教育
③ チームの構成員はリエゾンナース，PSW，公認心理師など

■ はじめに

　現在の医療現場では，さまざまな医療チームが活動しています．緩和ケアチーム，栄養サポートチーム，褥瘡対策チーム，感染制御チーム，そのほかにも数多くのチームが存在し，多職種が協働して，それぞれの役割を担っています．このチーム活動において，最も精神科医が活躍する場が**精神科リエゾンチーム**です．本稿では，精神科リエゾンチームについて，活動内容や構成員，ほかのチームとの違い，実際の症例などを提示しながら，その概要を解説します．

1 リエゾンの意味するところ

　最近，身体科の診療録を閲覧していると，従来であればプランのところに「精神科に依頼」と書かれていたものが，「リエゾンに依頼」と記載されていることが散見されるようになりました．「リエゾン」という用語がだいぶ浸透してきたと実感できる瞬間です．一方で，医学生に「リエゾンとは？」と尋ねてみると，用語は知っていても具体的な意味については理解している者は少なく，まだまだ啓発が足りないと感じることもあります．講談社から発行されている漫画雑誌「モーニング」には，「リエゾン−こどものこころ診療所−」という児童精神科医が主人公の連載があります[1]．ここでの「リエゾン」の意味するとこ

ろは未確認ですが,「リエゾン」とは仏語で「連携」や「連絡」を意味する言葉です.

2 精神科リエゾンチームの役割と特徴

1) 精神科におけるリエゾン

初期研修医となって実臨床の現場に出てみると,さまざまな身体科治療の場面で精神科的な問題を抱えている患者が多くいることに驚かれている方は少なくないでしょう.救急医療における自殺企図やアルコール関連問題,高齢者のせん妄,そのほかにも不眠,不安,抑うつなど,精神科の介入を要することをたびたび経験しているかと思います.このように身体疾患患者が精神症状を合併した場合,本来の目的である身体面の治療の妨げになることがあるため,精神科との「連携」により協働して治療に臨む必要が出てきます.しばしば用いられている「コンサルテーション」は依頼や相談を指すことが多く,一方で「リエゾン」は「コンサルテーション」と明確には分けられていないものの,身体科と精神科がより密な「連携」をとり,患者の精神状態が悪化することへの予防や早期発見への対応,スタッフや家族の教育にあたることなども意味として含んでいるとされています.

2) 精神科リエゾンチームの特徴

「リエゾン」という言葉が意味するように,精神科リエゾンチーム(リエゾンチーム)とは,身体疾患に伴うさまざまな精神的な問題について患者への包括的な医療を提供すべく,関係する医療者間の橋渡しをするチームです.実際の活動は,精神的な問題が顕在化してから相談を受けるだけでなく,早期発見と早期介入による予防的な取り組みも含まれ,さらには患者の治療やケアにあたる医療スタッフへの支援も行うことがあります.

チームの構成員は,専任の精神科医,精神科経験を有する専任の看護師,そして専従の精神保健福祉士・作業療法士・薬剤師・公認心理師のいずれか1人となっています(表1).

表1 精神科リエゾンチームの構成員

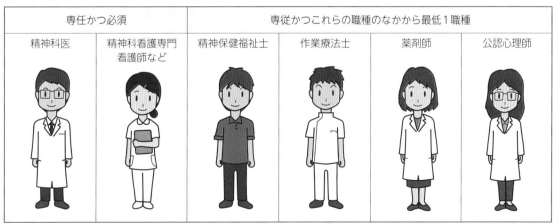

専任かつ必須		専従かつこれらの職種のなかから最低1職種			
精神科医	精神科看護専門看護師など	精神保健福祉士	作業療法士	薬剤師	公認心理師

ここで提示されている「専任」はほかの業務も行ってよいが主としてその業務に携わっていることを指し，「専従」とは，ほぼその業務のみを行うことを指しています．つまり，精神科医や看護師はリエゾン業務以外の仕事も担っていますが，精神保健福祉士・作業療法士・薬剤師・公認心理師についてはリエゾン業務専属が必要とされ，リエゾンチームにおいて医師や看護師以外の職種の役割がより重視されていることを表しています．

なお，診療報酬面に関しては2012年の改定において，**精神科リエゾンチーム加算**が新設されました．現在は対象患者に対し，**週1回300点，1チーム30人以内**といった内容になっています．また，ほかの加算の施設基準にリエゾンチームの設置が求められるなど，チーム医療のなかでも確固たる意義をもつようになってきています（2020年の改訂で，患者数が週に1チーム15人以内なら精神保健福祉士・作業療法士・薬剤師・公認心理師についても専任で可能になりました）．

また，精神科におけるチーム医療は，多職種がそれぞれの役割を担って，患者や家族を支援していくことを一般的に指しますが，リエゾンチームはチームとして，ほかの診療科チームにコミットする形で携わることにより患者や家族を支えるといった二重のチーム医療の構造をとることがあります．

3 緩和ケアチームや認知症ケアチームとの違い

チーム医療が注目を集める機会が増えてきましたが，特に総合病院では数多くの医療チームが存在します．ここでは，緩和ケアチームと認知症ケアチームについて提示し，リエゾンチームとの相違点を解説します（**表2**）．

1）緩和ケアチームとの違い

「緩和ケア」について，世界保健機構は「生命を脅かす病に関連する問題に直面している患者とその家族のQOLを，痛みやその他の身体的・心理社会的・スピリチュアルな問題を早期に見い出し的確に評価を行い対応することで，苦痛を予防し和らげることを通して向上させるアプローチである」と定義しています[2]．これらに対処するために，複数の専門職が互いに情報を共有し連携しながら，患者とその家族の療養生活をサポートしていくチームのことを緩和ケアチームといいます．

表2 各種チームの特徴

チーム	特徴	リエゾンチームとのかかわり
緩和ケアチーム	がん患者とその家族への支援が中心	主に疼痛管理やスピリチュアルなアプローチが必要になった時点でリエゾンチームより役割が移行
認知症ケアチーム	認知症の対応に特化	非薬物療法的アプローチが主．せん妄症状の悪化に伴う薬剤調整が必要になった時点でリエゾンチームに役割が移行

がん患者とその家族への支援が中心であり，あらゆる精神科的な問題に関与する可能性があるリエゾンチームとはこの点で異なっています．よって，がん患者の術後せん妄の対応にリエゾンチームが介入した後，疼痛管理やスピリチュアルなアプローチのために活動の中心が緩和ケアチームに移行することがあります．

2）認知症ケアチームとの違い

認知症ケアチームは，認知症による行動・心理症状や意思疎通の困難さがみられ，身体疾患の治療への影響が見込まれる患者に対し，主治医および病棟看護師と協力しながら，認知症症状の悪化を予防し，身体疾患の治療を円滑に受けられるよう療養環境の支援を行う多職種からなるチームです．認知症患者にしばしばみられるせん妄対策については，リエゾンチームと活動内容が重複しますが，認知症の対応に特化している点がリエゾンチームと異なるところです．ですから，入院時に認知症との情報があったり，認知機能の低下が明らかな場合は，認知症ケアチームが介入します．その後，身体疾患の治療の経過中に，認知症による行動・心理症状だけでなく，せん妄症状の悪化や，それに伴う薬剤調整が必要になった場合は，主としてリエゾンチームがかかわることが多くなります．

上記2つのチームは，いずれもリエゾンチームと対象患者が重なることがあるため，円滑に業務を遂行するためには，定期的な情報共有の場をつくることが必要です．

4 各職種の役割とチーム医療

リエゾンチームを構成する代表的な職種の役割について簡単に解説します．

1）精神看護専門看護師（リエゾンナース）

看護における特定分野の専門家として日本看護協会が制定している2つの資格に，専門看護師と認定看護師があります．ともに，その分野の専門性を有していますが，専門看護師が教育や研究に対してより力を発揮するのに対し，認定看護師は臨床実践のエキスパートという違いがあげられます．よって，専門看護師であるリエゾンナースは，精神科看護について専門性を有し，障害や疾患をもつ患者とその家族に精神的ケアを行うとともに，各職種間の連携や教育・研究も含めた幅広い活動をしています．

医師の場合，どうしても患者だけにアプローチしてしまいがちです．その点，リエゾンナースは病棟スタッフや患者家族からの情報収集に長けており，さらに彼らに対するケアも的確に行ってくれます．よって，患者をとり巻く環境に関する情報は，リエゾンナースから得ることができます．

2) 精神保健福祉士

医療ソーシャルワーカー（medical social worker：MSW）とは，保健医療機関において，社会福祉の立場から患者やその家族が抱える経済的・心理的・社会的問題の解決や調整を援助し，社会復帰の促進を図る業務を担当する専門職です．それに対し，精神保健福祉士は，精神科領域に特化した精神科ソーシャルワーカー（psychiatric social worker：PSW）という名称で，精神科医療機関を中心に医療チームの一員として導入された専門職になります．

3) 公認心理師

公認心理師は患者に対して心理検査をはじめとする心理アセスメント，カウンセリング・心理療法といった心理的援助を行うとともに，親子，夫婦，家族への働きかけや，集団への働きかけ，ストレスフルな職場環境といった組織に対する働きかけを行う専門職です．臨床心理士は国家資格ではありませんが，公認心理師は2017年にわが国初の心理職の国家資格となりました．

4) チーム医療の3つの類型

これらの専門性を有する複数の職種がチームを構成して活動するチーム医療には，福祉領域より3つの類型が提唱されています[3]．その3つとは，階層構造からなるMultidisciplinary model，協働・連携を重視したInterdisciplinary model，役割を解放したTransdisciplinary modelです（表3）．

Multidisciplinary modelは，医師と他職種との間で情報共有は行いますが最小限です．主治医の責任が明確であり運営は効率的ですが，どちらかというとトップダウンの形のチームになっています．Interdisciplinary modelは，職種間での協働・連携が活発なチームです．それぞれの医療者の個々の役割・機能が定まっており，患者の状態に合わせて対応する職種が決まっています．Transdisciplinary modelは，情報共有だけでなく，職種間の相互乗り入れで治療にあたるチームです．患者の治療という目的のもと，医療者は状況に応じて役割が変動します．リエゾンチームは，Interdisciplinary modelを基本の型として，

表3 チームの類型

類型	特徴
Multidisciplinary model	・医師と他職種との間で情報共有は行うが最小限 ・主治医の責任が明確で運営は効率的 ・どちらかというとトップダウンの形のチーム
Interdisciplinary model	・職種間での協働・連携が活発なチーム ・それぞれの医療者の個々の役割や機能が定まっており，患者の状態に合わせて対応する職種が決まっている
Transdisciplinary model	・情報共有だけでなく，職種間の相互乗り入れで治療にあたるチーム ・患者の治療という目的のもと，医療者は状況に応じて役割が変動する

それぞれの職種が個々のもち味を発揮し活動することが求められますが，時にTransdisciplinary modelのように，職種にとらわれず対応する柔軟性が望まれる場面もあると日々の臨床活動のなかで感じています．

5 当院のリエゾンチームの活動状況

　ここでは症例を通じて，当院のリエゾンチームの活動について紹介します．当院のリエゾンチームは，曜日当番制の精神科コンサルテーション当番医とは別に精神科医，リエゾンナース，専従の公認心理師，必要に応じて精神科病棟の業務と兼務しているPSWと薬剤師により構成されています．なお症例は，個人を特定できないように複数の症例を合成して作成したものとなっています．

症例

　28歳女性．20歳ごろより，対人関係において容易に情動が不安定になることが多く，手首自傷がくり返されるようになった．24歳時に近医メンタルクリニックを受診し，境界性パーソナリティ障害と診断され通院が開始となるものの，主治医との関係も安定せず短期間で通院を自己中断．その後も複数の医療機関への受診をくり返していた．28歳時，知人男性とのトラブルから衝動的に自宅マンションの3階から飛び降り，多発外傷にて当院ERセンターに搬送され，緊急手術後同センターに入院となった．翌日，抜管後に精神科へコンサルテーション依頼があり，当番の精神科医とともにリエゾンチームが介入することとなった．

　当番の精神科医が患者の診察にあたって精神症状の評価を行い，精神科的な薬物療法の必要性について判断した．リエゾンナースは現在の身体状況について，救急科，整形外科，病棟看護師から情報を収集し，今後の治療の見通しを確認した．それを踏まえて，PSWが精神科治療を受けながら，身体的なリハビリテーションが可能な施設への転院調整に着手した．入院中，身体状況の改善に伴い，対応する病棟スタッフに対して些細なことで攻撃的となり，暴言がしばしばみられるようになったため病棟スタッフの疲弊が蓄積した．この状況に対し，公認心理師が病棟スタッフから対応で苦慮している点について傾聴し，リエゾンナースとともに患者への対応のしかたについて教育的にかかわった．また，リエゾンチームの精神科医は，救急科医，整形外科医に対し，今後の精神科的な治療の方向性について情報提供を行うとともに，当番の精神科医に対しては，治療全体を俯瞰しての精神科医の役割について助言を行った．この間，PSWが家族に適宜状況を伝え，入院14日目に転院となった．

おわりに

　　リエゾンチームの役割についてご理解いただけたでしょうか．精神科は，リエゾンチームをはじめとして，複数の職種が協働し，それぞれがもち味を発揮して活動する環境にあると考えています．このようなチーム医療を重視している精神科について，多くの方に関心をもってもらえることを期待しています．

文　献

1）「リエゾン −こどものこころ診療所−（1）」（ヨンチャン/漫画，竹村優作/原作），講談社，2020
2）日本ホスピス緩和ケア協会：ホスピス緩和ケアの歴史と定義．
　　https://hpcj.org/what/definition.html
3）菊地和則：多職種チームの3つのモデル．社会福祉学，39：273-290，1999

参考文献

1）「精神科領域のチーム医療実践マニュアル」（山本賢司/編著），新興医学出版社，2016

Profile

竹内　崇（Takashi Takeuchi）
東京医科歯科大学医学部附属病院 精神科 / 心身医療科
2020年度より精神行動医科学分野リエゾン精神医学・精神腫瘍学担当准教授を拝命し日々活動しています．主に，せん妄，サイコオンコロジー，周産期メンタルヘルスに力を入れています．

【総論】

児童精神科において押さえておきたいこと

新井　卓

① 児童精神科領域の疾患分類は成人領域と大きく異なる

② 子どもの精神疾患では直接の契機だけでなく，生得的問題から社会体験まで多くの要素がその発症に関連する

③ 発達障害に関しては特に診断の可否だけでなく，その特性の概念を理解する

④ 事実関係だけでなく，子ども自身の内面で物事や体験がどのように受け止められていたかという精神力動的視点が臨床上重要である

⑤ 治療技法の適応には，家族の疾患理解と子ども自身の治療動機が重要な要素となる

はじめに

　　近年，発達障害に関する捉え方の世界的な変遷，心的外傷後ストレス障害（post traumatic stress disorder：PTSD）の概念の一般社会への浸透，さらには児童虐待の社会的認知の広がりなどから児童精神医学への期待度は大きく変化してきています．本稿では精神科を研修中の初期研修医，あるいはこれから児童精神科を志す医師が押さえておきたいことをいくつかの項目に分けて解説していきます．

1　児童精神科が対象とする疾患の特徴 [1]

　　表は全国の児童精神科医療機関30施設における児童精神科領域の精神科疾患名の内訳です [1]．2018年度（2018年4月〜2019年3月）の外来初診患者のうち中学生以下の患者の第1診断（ICD-10）を示しました．

児童精神科を受診した中学生以下の患者の第1診断（30施設の合計）

ICD-10診断	男	女	男女計	割合（%）
・F2 統合失調症ほか	38	84	122	1.3
・F3 気分障害	78	155	233	2.5
・F4 神経症性障害	1,082	1,396	2,478	27.0
・F5 摂食障害ほか	40	196	236	2.6
・F7 知的障害	278	170	448	4.9
・F8 広汎性発達障害ほか	2,547	1,031	3,578	39.0
・F9 小児期・青年期の行動及び情緒の障害※	1,314	542	1,856	20.2
・その他	112	113	225	2.5
合計	5,489	3,687	9,176	100.0

文献1より引用.

※ このカテゴリーには多動性障害, 素行障害, 愛着障害, チック症など小児期・青年期にみられるさまざまな疾患が含まれている.

　　成人と比較して明らかに異なる特徴として, F2（統合失調症）およびF3（気分障害）の少なさがあげられます. 逆に, 比率が高い順にF8（主として広汎性発達障害）, 次にF4（神経症性障害）, F9（小児期・青年期の行動および情緒の障害）があげられます. この疾患分類の特徴はそのまま児童精神科が対象とする患者の特異性を示しており, 専門性が求められる大きな要因です. 特にF8の主な診断名である広汎性発達障害（自閉スペクトラム症とほぼ同義）, あるいはF9のなかの多動性障害〔注意欠如多動症（attention deficit hyperactivity disorder：ADHD）とほぼ同義〕はDSM-5の診断分類では神経発達症としてまとめられており[2], 精神科診断の副診断としてもこれらの発達診断が加えられていることが多いです. また, さまざまな精神科診断だけでなく, 不登校を主症状に受診となる子どもの背景には診断が確定しないまでも広汎性発達障害を中心とする発達障害の特性がみられることも多いです.

2 症状の成り立ちとその特異性

1) 症状形成に関与する要素[3]

　　児童精神科で対応する症状の成り立ちには, さまざまな要素が複合しているといった理解が必要です. 図にその概要を示しました.

　　生まれながらの素因, 性格傾向の基盤となる気質, および認知面の特性としての知的水準, ADHDや自閉スペクトラム症の発達特性などが個性の基盤の要素に含まれます. また, 疾患脆弱性とも捉えることができる精神疾患の素因も個性の基盤として位置づけられます. 発達早期の養育環境は特に子どもの愛着形成に大きく影響し, その後の成長過程における心理社会的体験と合わせて個人の対処能やストレス耐性などといったパーソナリティの基盤が形成されます. そこにさまざまなイベントの体験が加わり, 個人の対処能を超える大

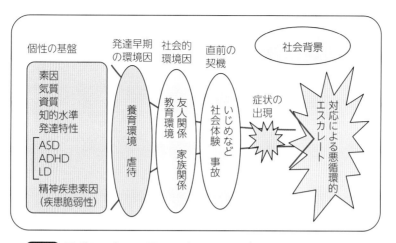

図 子どもの心の問題に関連するさまざまな要素
ASD〔autism spectrum disorder：自閉スペクトラム症（広汎性発達障害）〕，ADHD〔attention deficit hyperactivity disorder：注意欠如多動症（多動性障害）〕，LD〔learning disability：限局性学習症（学習障害）〕.

きな出来事や持続的なストレスが続くことで何らかの精神的・身体的症状が出現します．この際，どのような症状が出現するかは個体の疾患脆弱性が関連します．

　さらに子どもの場合，こうしたストレス状況下で出現した症状に保護者を中心とする周囲の大人がどのように対応したかで，症状の悪循環的なエスカレートにつながってしまうケースが少なからず観察されます．また症状形成には社会背景なども関与することがあります．

　さまざまな精神症状に対応する際は，前述の要素が複合的に関与しているという理解のもとにその治療に臨むことで，症状そのものや直前の契機にとらわれない病態の理解が可能となります．

2）それぞれの発達障害の特性を概念として理解する

　自閉スペクトラム症あるいはADHDといった発達障害やその特性を背景に成長し，二次的にさまざまな精神的問題が生じてくることは少なくありません．臨床的に重要なのはこれらの診断をつけることだけでなく，それぞれの**発達障害の特性を概念として理解しておく**ことです．例えば自閉スペクトラム症における「視線が合いにくい」という幼児期に特徴的な状態像は，他者と意図を共有することの困難さを示す所見です．もし成長に伴い実際に視線を合わせることはできるようになったとしても，他者と場面を共有したうえでの相互的な交流が難しいという状態像になる可能性があります．こうした視点は発達に伴い変遷する発達障害の所見の理解にもつながり，さらには診断の確定にかかわらず，発達特性がどの程度その子どもの症状に影響しているかを想定する際のポイントとなります．

3) 疾患特異性を知る

　　子どもにおいても情緒不安定，興奮などの非特異的症状だけでなく，身体化症状，不安症状，強迫症状，食行動に関連した諸症状，あるいはトラウマ関連症状などさまざまな精神症状があります．個々の解説は誌面の関係から他書[4] に譲りますが，特に子どもの場合は精神症状への家族の巻き込みや依存など，家族との関係によって症状の出方が変化する特徴があります．近年，それぞれの症状に対して認知行動療法が開発され，推奨されてきていますが，これらの治療法の適応を考える際には家族の疾患理解と協力性，さらに患者である子どもの治療動機が不可欠であることも忘れてはいけません．

3　支援の基本的な考え方

　　ここでは，児童精神科診療において幼児期から学齢期の子どもで特徴的とされる発達障害と，学齢期で受診する子どもの受診理由として多い不登校について，支援の基本的な考え方を紹介します．

1) 発達障害特性を抱える子どもへの支援の考え方（発達障害児への療育の視点）

　　発達障害は神経発達症とされ，基本的には中枢神経系の機能障害を背景として発達早期から学齢期前後にその特徴が明らかとなります．自閉スペクトラム症ではコミュニケーションの障害（言葉の遅れや独特な言い回しなど），社会的相互性の障害（状況判断や相手の心情理解の困難さ），想像性の障害（こだわりや常道反復性）に加え，感覚の過敏さや鈍感さが，ADHDでは多動症状（授業中の離席や落ち着きのなさ），集中困難や不注意（気の散りやすさや忘れ物），および衝動制御の障害（うっかりミスや熟慮しない行動化）が観察されます．

　　支援の考え方としては，幼少期にはこれらの発達特性に配慮して失敗のないように生活場面を構造化する（視覚的な表現で子どもが何をすればよいのかわかりやすい環境をつくる）などして，子どもの生活環境や教育環境を整備します．それにより，子どもの発達特性からくる失敗などが原因の自己イメージの低下や社会的場面への参加の抵抗感を最小限にすることを心がけます．

2) 不登校児への支援の考え方

　　保護者は子どもが不登校となった際にしばしば不登校という事態そのものに反応し，「子どもが何に困っているのか」という子どもの内面に思いが至らず，とにかく登校の再開による事態の解決を求めることが少なくありません．また，不登校となった原因を直前の契機に求め，子どもが抱える社会性の課題などに目を向けられない場合もあります．保護者には性急な対応（とにかく登校を無理強いするなど）は控えるようにアドバイスし，子どもに起こった直前の契機だけでなく発達特性や養育背景なども含めた評価を発達歴の聴取

や心理検査などを通して進めていきます．不登校は特定の疾患ではないため，決まった治療法などがあるわけではないという理解や，場合によっては子どもが選択した対処法であるといった視点で対応することが必要です．教育環境の調整などが必要と判断されれば，教育機関との連携も進めていきます．

4 治療的アプローチ

1) 精神力動的視点

　　幼少期からのさまざまな体験を子ども自身はどのように受け止めてきたのでしょうか．この疑問に答えることは児童精神科医にとってきわめて重要であり，かつ容易ではありません．治療の際には常にその子どもが置かれてきた状況や現在の環境，あるいは自身の症状をどのように受け止めているかに着目し，症状の背景にあるもの，悪循環に至っている要因などを包括的に検討します．それによって解決策がおのずと見えてくることも多いです．特に精神力動的視点は児童精神科治療において，中心的位置づけとなります（コラム参照）．

2) 環境調整・保護者への疾患心理教育

　　前述のように，子どもの精神症状には疾患そのものの特性だけでなく多くの要素が関与しています．治療的アプローチとしてまずはじめに検討すべきなのが症状の出現や悪循環に関連している可能性のある環境の調整です．具体的には教育環境や友人関係の調整，および家庭内での家族間葛藤の緩和が主なものとなります．また，疾患心理教育により保護者が症状の性質を理解することで症状の悪循環的エスカレートが緩和されることもあります．

3) 症状そのものへの治療としての薬物療法の位置づけ[5]

　　症状そのものへのアプローチは認知行動療法や生活環境における限界設定などもありますが，ここでは薬物療法について述べます．児童精神科における薬物療法は，長く未承認薬を使用する時代がありました．この問題に対応して，近年小児に対する臨床試験を行ったうえで承認が得られた向精神薬を適正使用する流れとなってきています．現在，児童精神科領域で承認されている向精神薬は，自閉スペクトラム症の易刺激性亢進に対して「アリピプラゾール（エビリファイ®）」および「リスペリドン（リスパダール®）」の2剤，ADHDに対して「メチルフェニデート除放剤（コンサータ®）」，「アトモキセチン（ストラテラ®）」，「グアンファシン（インチュニブ®）」，および「リスデキサンフェタミン徐放剤（ビバンセ®）」の4剤，強迫性障害に対して「フルボキサミン（デプロメール®，ルボックス®）」，神経発達症に伴う入眠障害に対して「メラトニン（メラトベル®）」が承認販売されています．現在のところ，児童精神科領域の薬物療法はいずれも障害や疾患に関連した症状に対する対症療法であり，発達障害特性の根本的な治療ではないことは押さえておく必要があります．

5 多職種連携・機関間連携

1) 心理職との連携

　　精神科医のなかでも特に児童精神科医と心理職とは単に心理検査や心理療法を依頼するという一方向的な関係ではありません．両者の関係はその守備範囲に重なり合うところが多く，時にそのことが両者の協働関係の難しさにつながることがあります．子どもの診たてや，精神療法，集団療法などの進め方については，心理職と日ごろから意見交換することでより質の高い治療や支援を進められます．例えば，心理検査の結果報告を受ける際に子どもへのかかわりで重要となる点について，心理職の視点からの意見を積極的に尋ねるなどもよいでしょう．

2) 教育機関や福祉機関との連携

　　子どもの診断や診たてを行う際には診察室内での診察や保護者からの情報だけでなく，学校などの集団場面での状態を知ることが重要です．その際，子ども自身や保護者の了解のもと学校担任に直接連絡をして様子を尋ねたり，時には評価尺度などの記入を依頼することもあります．また，子どもの発達特性の問題や不登校などから教育環境の調整が必要な場合や教育現場で配慮が求められる場合には診断書の記載のみではなく，話し合いをすることで対応方法などについてより理解を深めてもらえるケースも少なくありません．一方，福祉機関との連携では，児童相談所の一時保護所や児童福祉施設に入所中であったり，虐待などで保護者との関係において困難さが認められたりすることが多く，子どもの病状と家族機能に関する情報交換が行われるケースが多いです．

　　方針決定や対応が難しい事例の場合は，子どもにかかわる関係機関が一堂に会して多職種多機関連携会議などを定期的に開くこともあります．そこでは診察場面ではわからないさまざまな側面から子どもの状態像や家族関係など，子どもが置かれている状況が把握できることも多く，より細やかな治療や支援につながることが多いです．

コラム：入院診療の経験はどのくらい必要ですか？
すべての児童精神科医が児童思春期専門病棟での入院治療を経験しているわけではありません．しかし，子どもの精神科入院治療を経験することで，治療対象となっている症状だけでなく，外来診療ではみることが難しい集団内での対人機能や発達特性を観察することができます．また，比較的安定した病棟環境のなかで落ち着いていく子どもの姿を目の当たりにすることによって，子どものもつ健康度を肌で感じることは貴重な経験となるでしょう．

コラム：精神分析学はどこまで勉強すればよいですか？

人にとって意識化されていなくても過去の体験や環境要因はとても重要です．しかし，無意識をとり扱う精神分析学は難解な用語やメカニズムが数多く存在し，この学問を究めていくことの難しさを多くの臨床家が経験しています．児童精神科医として，人が自身では乗りこえられない困難に直面したり，曝された際の心の対処として出現してくるさまざまな水準の防衛のメカニズム（防衛機制）の理解は最低限必要でしょう．最も大切なのは治療者がその子どもが置かれてきた状況がその子どもの認知特性によってどのように受け止められてきたのかをじっくりと考えていく，想像していく作業であり，それが共感につながり治療的アプローチになると考えます．

文　献

1）「全国児童青年精神科医療施設研修会報告集 NO.49」（全国児童青年精神科医療施設協議会／編），2019

2）「Diagnostic and Statistical Manual of Mental Disorders: DSM-5」（American Psychiatric Association, ed），American Psychiatric Association, 2013

3）新井 卓：子どもの心の問題をどう捉えるか（第1回神奈川県立こども医療センター児童思春期精神科セミナー）．こども医療センター医学誌，38：178-182，2009

4）「子どもの心の診療シリーズ1～8」（齊藤万比古／編），中山書店，2009

5）新井 卓：身体背景に応じた向精神薬の使い方と注意点（小児）．月刊薬事，60：218-224，2018

Profile

新井　卓（Takashi Arai）

神奈川県立こども医療センター 児童思春期精神科 部長
山形大学卒業．3年間の小児科経験の後，北里大学病院で成人および児童の精神科研修を受ける．1994年に現在の職場へ赴任し2010年より現職．多くの精神科医，小児科医に児童精神科，特に入院診療の研修を経験してもらい児童精神科をサブスペシャリティの選択肢の1つとしてほしいと考えています．

【各論】
もの忘れの診たてと対応

髙崎恵美，品川俊一郎

① もの忘れ＝認知症ではない．加齢性健忘，うつ状態，薬剤性の状態，せん妄などの鑑別が必要
② 患者さんや介護者のもの忘れの訴えには記憶障害以外の症状が潜む可能性がある
③ 神経心理学的検査では，総点ではなく，認知機能障害のプロフィールをみて状態を正確に評価することが大切

はじめに

　超高齢社会となったわが国において，認知症をもつ人は増加の一途を辿っており，認知症に対する社会の関心も高まっています．必然的にもの忘れを困りごととする患者も多く外来を訪れますが，もの忘れで受診される方々がすべて認知症というわけではありません．また身体疾患で受診，入院される患者にもの忘れが認められ，医療現場で対応に困るケースも多くみられます．もの忘れの訴えをどのように整理していくのか，認知症の診断を軸に考えていきます．

症例

　75歳女性．
　高校を卒業してから23歳で結婚し，夫と自営業を営んでいた．夫と死別後，一人暮らしをしていたが，72歳ごろからもの忘れが目立つようになった．昔のことはよく覚えているが，最近のことは覚えられないようだった．何度も同じことを話したり，眼鏡やカギを置き忘れて探したりすることが多くみられ，日付もわかりにくくなってきていた．また，外出して迷子になることもあった．最近では，「お金がない，娘に盗られた」と娘に対して怒ってつめよることもあったため，病院を受診した．

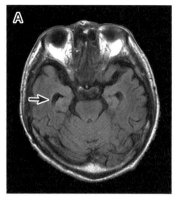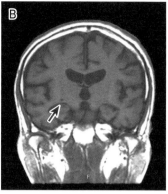

図1 頭部MRI

A）水平断．B）冠状断．海馬周辺が顕著に萎縮している（➡）．

既往歴は高コレステロール血症と変形性膝関節症のみである．診療場面では疎通はよく，会話もスムーズだったが，つい先ほど聞いた医師の名前を覚えていなかった．血液生化学検査では問題はなかった．症例の頭部MRI（水平断，冠状断）を提示する（図1）．

1 もの忘れの概要

1）もの忘れは記憶障害を中心にさまざまな要因の検討が必要

　この症例は，緩徐進行性の経過と出現している認知機能障害の様式，頭部MRI画像で海馬周囲が顕著に萎縮している点，ほかの認知症が否定されたことなどから，Alzheimer病と診断されました．この症例では主訴はもの忘れですが，図2のようにそのほかにも認知機能低下や不安などといったさまざまな心理的要因が複雑に関連していると考えられます．認知症の行動・心理症状（behavioral and psychological symptoms of dementia：BPSD）の1つである「もの盗られ妄想」と思われる症状については，記憶障害，探しものが多い（主観的にはものがなくなる）状況がくり返し起こること，不安が相互に関係し出現したと考えることが可能です．このように，もの忘れの診たてには記憶障害を中心としたさまざまな要因の検討が必要になります．

　今回は，もの忘れの診たてに注目して整理します．

2）記憶の分類と認知症を疑う特徴的なもの忘れ

❶ 近時記憶の障害

　記憶と一言でいっても，たくさんの種類に分けることができます．表1にあるように，記憶には加齢の影響を受けやすい記憶と受けにくい記憶があり，認知症（特にAlzheimer病）の病初期では，数分前の出来事を覚えていなかったり，同じ話を何回もくり返したりするような近時記憶の障害がよく目立ちます．一方で病初期では即時記憶は保たれること

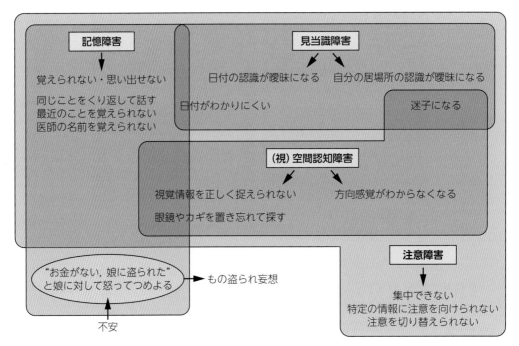

図2 本症例の現症状の整理
（認知機能障害と心理的要因）

が多いため，簡単な会話では違和感が少なく症状に気づかれないこともあります．また，遠隔記憶は症状が重度に進行するまで障害されないので，認知症の方でも昔のことほど詳しく覚えているということがよく起こります．

❷ エピソード記憶の低下

記憶の内容という点では，時間や場所の文脈を伴う**エピソード記憶が低下**します．エピソードごとすっかり忘れてしまうので，思い出そうとしても自分では思い出せなかったり，教えてもらっても自分のことと意識できなかったり，といった忘れ方をします．

また，近時記憶障害やエピソード記憶障害が目立たない患者でも，展望記憶，ワーキングメモリ（記憶領域以外では，実行機能，注意）は認知症の前駆段階ですでに低下しているという報告[3, 4]もあるため，本人や家族から変化の訴えがある場合はこれらについても慎重に評価する必要があります．

記憶の過程は記銘・保持・想起の三段階に分けることができますが，Alzheimer病の病初期では覚える（記銘）段階が苦手になるので，今聞いたことがわからないということが生じます．なお，記憶障害が比較的軽度な段階では，思い出す（想起）段階で自ら思い出せ（再生）なくても，言われると思い出せる（再認）ことはあります．

表1 記憶の分類と特徴

	種類	特徴	評価	加齢の影響[1, 2]	認知症の影響
把持時間で整理	即時記憶	数秒程度の非常に短い記憶	・数系列の順唱 ・単語の即時再生	加齢の影響はほとんどない	比較的保たれる
	近時記憶	即時記憶よりも長い記憶で長さの定義はなく，数分〜数時間あるいはそれ以上の時間把持される記憶	・単語の遅延再生	加齢の影響を受けやすい	病初期から低下する
	遠隔記憶	近時記憶よりもさらに把持時間の長い過去の経験などの記憶．近時記憶が新しい事実の学習であるのに対して，遠隔記憶は完全に学習されているはずの遠い記憶	・生活史の聴取	加齢の影響を受けにくい	重度に進行するまでは比較的保たれる
内容で整理	ワーキングメモリ	情報をごく短い時間一時的に保持（即時記憶）しつつ，頭のなかで認知的な作業を行う際に用いられる一連の記憶過程．より複雑な認知作業を含む 例）暗算，話を聞きながら要点をまとめるなど	・数系列の逆唱 ・リーディングスパンテスト	加齢の影響が見られる	軽度認知障害の段階で低下している可能性がある[3]
	エピソード記憶	個人の特定の経験や出来事についての記憶．いつどこでの出来事かという時間的空間的属性が伴う．思い出すときに想起意識が伴う，その出来事が自分自身の経験として意識される自己意識が伴うという点が特徴 例）昨日の夕飯の内容，10年前の夏に夫婦で海に旅行した記憶など	・単語や物語の遅延再生 ・生活場面の聴取	加齢の影響が見られる	病初期から低下する
	意味記憶	誰もが知っている知識の記憶．言葉の意味や概念，言葉のさす視覚的なイメージ，有名人・知人の名前と顔，教科書的な事実など	・命名（呼称）課題	加齢の影響を受けにくい	意味性認知症などの一部の認知症をのぞいて維持される
	手続き記憶	自転車の乗り方やタイピングなど運動やスキルに関する記憶，いわゆる「体が覚えている記憶」	—	加齢の影響はなく，高齢者でも維持されていることが多い	維持される
	展望記憶	予定や約束など未来に向けた記憶	—	加齢の影響があるという報告もある	軽度認知障害の段階で低下している可能性がある[4]

❸ 認知機能障害とBPSD

　もの忘れの診たての際には記憶障害のみならず，さまざまな要因の検討が必要であることは先に述べました．これは認知症が認知機能障害とBPSD，さらにそれに伴う生活障害（ADLの低下）により，社会的な生活を送ることを困難にする病気だからです．BPSDには，妄想，幻覚，抑うつ，アパシー，不安，睡眠障害，徘徊，焦燥，易刺激性，脱抑制，拒絶，食行動異常などさまざまな症状が含まれます．BPSDはすべての認知症患者に必ずしも出現する症状ではありません．しかし，認知機能低下やADL，IADLなどの社会生活を送るための能力の低下を経験するなかで，喪失感や不安を抱えたり，周囲に頼る人がお

らず適切な支援を受けられないため孤独であったりすることと関連していると考えられます．BPSDが本人や家族，支援者に与える影響は大きく，本人を含めた周囲の人のQOLやその後の生活に大きな影響を与えます．そのため，認知症を診る際には，脳画像や認知機能検査に反映される変化だけではなく，不安や孤独感などの心理状態，生活環境や周囲の介護力，人付き合いや病前性格などのその人本来のコミュニケーション能力や社会性といった多角的なアセスメントが必要になります．

2 認知症と間違われやすい疾患との鑑別： それぞれの特徴と鑑別の手がかり

老年期においては認知症に似た病態として，加齢性健忘，老年期うつ病，廃用症候群，薬剤性の状態，せん妄などがあり，認知症の診断にはこれらとの鑑別を行うことが重要になります（図3，表2）.

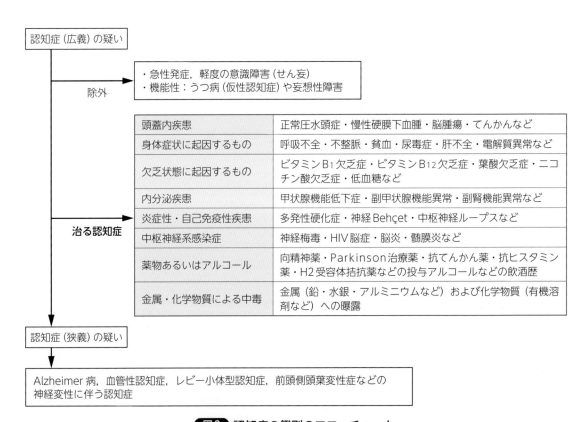

頭蓋内疾患	正常圧水頭症・慢性硬膜下血腫・脳腫瘍・てんかんなど
身体症状に起因するもの	呼吸不全・不整脈・貧血・尿毒症・肝不全・電解質異常など
欠乏状態に起因するもの	ビタミンB1欠乏症・ビタミンB12欠乏症・葉酸欠乏症・ニコチン酸欠乏症・低血糖など
内分泌疾患	甲状腺機能低下症・副甲状腺機能異常・副腎機能異常など
炎症性・自己免疫性疾患	多発性硬化症・神経Behçet・中枢神経ループスなど
中枢神経系感染症	神経梅毒・HIV脳症・脳炎・髄膜炎など
薬物あるいはアルコール	向精神薬・Parkinson治療薬・抗てんかん薬・抗ヒスタミン薬・H2受容体拮抗薬などの投与アルコールなどの飲酒歴
金属・化学物質による中毒	金属（鉛・水銀・アルミニウムなど）および化学物質（有機溶剤など）への曝露

図3 認知症の鑑別のフローチャート

1) 加齢性健忘

年齢相応のもの忘れであり，年齢とともに緩やかに進行します．細かいことは忘れても記憶がすっかり抜け落ちるということは少なく，要点は覚えていたりヒントがあると思い出したり（再認は可能），心当たりをつけることができる点が特徴です．

認知症のもの忘れとの鑑別のポイントとしては，忘れかたの程度があげられます．加齢性健忘の場合は細かいことは忘れても，記憶そのものがすっかり抜け落ちるということは少なく，話の要点は覚えていたり，出来事もヒントがあると思い出したり（再認は可能），心当たりをつけることができます．一方でAlzheimer病のエピソード記憶障害の場合，出来事そのものを全く覚えていないことが特徴です．

2) 老年期うつ病

認知機能低下に対しての自覚が強く，不安や焦燥感が強いことが特徴です．もの忘れの訴えは強いですが，実際には記憶障害よりも注意力や集中力の方が低下していることが多いです．本人の不安や焦燥感の強さ，自覚的な訴えと認知機能低下の程度に解離がないかや，老年期うつ病の評価尺度（geriatric depression scale：GDS）などが鑑別の手助けとなります．ただし，比較的病識の保たれる病初期の認知症患者が日々の失敗や喪失体験のくり返しによって抑うつ症状を呈していることもあり，鑑別が難しい場合も多いです．

表2 ● 認知症と間違われやすい状態の特徴

	せん妄	うつ病	初期のAlzheimer型認知症
発症	急激	多様	緩徐のことが多い
経過	時間による症状の変動	・さまざま ・朝方に悪化（日内変動）	・慢性的 ・進行性
進行	急激	さまざま	緩徐
意識	変動する	清明	重症例以外は清明
注意	低下ないし変動	概ね保たれている	初期は保たれている
見当識	障害されていることが多い	部分的に障害されることがある	初期は一般的に保たれている
記銘力	即時ないし近時記銘力の障害	部分的に障害されることがある	近時，ときに遠隔記憶の障害
思考	・まとなりがない ・つじつまが合わない	絶望や無力感	抽象概念の低下
知覚	幻覚・妄想といった誤認	保たれている	知覚障害はないことが多い
行動・運動	寡動・多動などさまざま	さまざま	異常行動はないことが多い
評価	・タスクを遂行できない ・ミスが多い	モチベーションの低下	適切な返答をするのが困難

3) 廃用症候群

　何らかの理由で活動性や運動量が低下した状態が続くことによって，身体機能が低下し，さらに認知機能の低下も認められることがあります．このような場合は活動性向上のためのリハビリテーションが有効です．生活環境の把握が鑑別の手がかりとなります．

4) 薬剤性の状態

　高齢者では，肝代謝の遅延や腎機能低下などの加齢性変化により薬物血中濃度が上昇しやすくなります．また，高齢になるにつれ，合併する疾患の数も増え，服用薬剤数も増えるため薬物相互作用が問題になります．さらに薬の飲み忘れや飲み間違いも起こりやすくなります．薬剤によっては，認知症類似状態を呈する薬剤もあるため，もの忘れの訴えがあったときには内服薬の確認が必要です．特に注意が必要なのが，第一世代の抗ヒスタミン薬，抗うつ薬，抗コリン作用のあるParkinson治療薬，過活動性膀胱治療薬，ヒスタミンH2受容体拮抗薬，ベンゾジアゼピン受容体作動薬などです．

5) せん妄

　せん妄は急激かつ一過性に生じる意識障害で，感染症や脱水，環境変化，薬剤などが誘引となります．見当識障害や記憶障害が認められますが，状態の改善に従い認知機能は回復します．臨床場面では，特に術後せん妄に多く遭遇します．

　意識レベルの確認，症状の日内変動の有無，発症の起点が比較的明確で急激かなどが鑑別の手がかりとなります．

 ここがポイント

　"もの忘れ＝認知症"とは限りません．まずは，もの忘れを呈する認知症以外の疾患の鑑別が必要です．

3 もの忘れの診たての実際

1) 本人，家族からの聴取

　もの忘れが誰から訴えられたかの確認が必要です．本当にAlzheimer病などの認知症に由来する記憶障害である場合，診察場面では本人が「気をつけて見ていなかったから」「覚えておこうと思わなかったから」と，その場をとり繕ってうやむやにすることも多いためです．そこで本人の話に加え家族などの身近な人から生活の様子を聴取することは欠かせません．症例で呈示したように，患者の訴えの背景にはさまざまな認知機能の低下が関連している可能性があります．

　一方で本人や家族がいう「言葉が出にくくなった」という状態の背景には，言葉がなかなか思い出せないという記憶に問題がある可能性もあれば，言葉の意味などが失われる失語症状の一部という可能性もあります．また症例のように「カギをよく探す」という状態

の背景には，置いた場所を忘れた可能性もあれば，視野には入っているのに品物が認識できない症状（失認）や，たくさんのもののなかから必要なものに目を向けられない症状（注意障害）が隠れている可能性もあります．生活の困りごとや失敗について，本人がどのようにつまずいているのかを丁寧に聴取すると，一見するともの忘れと思える症状の別の側面が見えてくる場合もあります．また前述のように抑うつや不安が強いと，本人はもの忘れの訴えが強くなります．

 ここがポイント

もの忘れがどのような状態のことなのか，誰からの訴えなのかを確認し，記憶障害のみにとらわれずに評価しましょう．

2）診察室での観察評価

認知症の患者の場合，本人は記憶の問題を自覚していなくても，「前回受診時に話したことを憶えていない」「同じことを何度も聞く」といった言動をキャッチすることで，記憶の障害を疑うことが可能です．また診療中，一定の時間集中して話を聞けているか，診察室の外の音や声に必要以上に気がそれることはないか，医師の質問に対して家族の方を振り向いて確認するような仕草（振り向き徴候）があるかということも重要な所見といえます．

3）神経心理学的検査による認知機能の評価

もの忘れの客観的な評価には，Mini-Mental State Examination（MMSE）や改訂長谷川式簡易知能評価スケール（HDS-R）などの神経心理学的検査がスクリーニング検査として一般的に用いられます．各検査はカットオフ値が設定されており，診たての手がかりとなりますが，重要なのは点数ではありません．例えば失語や意識障害があっても点数は下がりますが，これは認知症とは違うからです．

逆に，スクリーニング検査では拾いきれない認知機能の低下が見過ごされてしまう点も気をつけなければなりません．知的水準が高く知的な仕事に携わる方や比較的若年で発症された方のなかには，記憶以外の能力が高く保たれているため，記憶障害が目立たないことも多々あります．例えば，MMSE26点（カットオフ値23/24　遅延再生0点）の68歳の弁護士の患者の場合，MMSEの総点は正常域ですが，遅延再生0点なので数分前に覚えたはずの単語が答えられていないことになります．この結果は，期待される水準よりも低下しており，明らかな近時記憶障害があると考えられます．軽度認知障害もしくは初期の認知症が疑われるでしょう．患者の教育歴や生活歴と比較して認知機能低下が認められるか否かが鍵になります．

スクリーニング検査では問題がなくても，本人の主観的な訴えがある場合はほかの疾患を疑いつつ，より詳しい神経心理学的検査を行い，認知機能の正確な評価をすること，認知機能の軽微な変化に気づけるよう継続的に評価することが大切です[5]．

> **ここがポイント**
>
> 神経心理学的検査の結果を解釈する際には，① 患者に期待される能力と比べて現在の能力が妥当かどうかという評価，② 失点がどのようなプロフィールで生じているのかという質的な評価が重要です．

4 初期対応

　これまで述べてきたように，「もの忘れ＝認知症」と決めつけず，認知症以外の疾患（治る認知症を含め）の鑑別が初期対応として求められます．紹介状などの「認知症」という記載も，改めて考える必要があります．また，医師に正しい情報を伝えることが難しい患者や生活の実態が見えにくい患者に関しては，家族や他職種から情報を聴取することにより，多角的な視点でアセスメントする姿勢が常に求められます．

　そのほかにも，「認知症になったらこの先どうなるのか」といった不安をもつ患者・家族や，認知症に対する正しい知識をもっていない方も多くいます．まずは治療・ケアのために，わかりやすい言葉で，今後の見通しや治療の選択肢を伝えることが大切です．

おわりに

　もの忘れのある患者さんやそのご家族には，症状を的確に語れない方が少なくありません．また病初期の方には他者から見た変化がなく，ご本人のみが違和感をもって受診されることもあります．患者さんの訴えの整理をしつつ，患者さんの「困りごと」の現状を正確に評価・把握することが診たて，その後の対応において大切です．

文　献

1）Harada CN, et al：Normal cognitive aging. Clin Geriatr Med, 29：737-752, 2013（PMID：24094294）

2）「最新老年心理学」（松田 修/編著），ワールドプランニング，2018

3）Spíndola L & Brucki SMD：Prospective memory in Alzheimer's disease and Mild Cognitive Impairment. Dement Neuropsychol, 5：64-68, 2011（PMID：29213725）

4）Saunders NL & Summers MJ：Longitudinal deficits to attention, executive, and working memory in subtypes of mild cognitive impairment. Neuropsychology, 25：237-248, 2011（PMID：21381828）

5）Prado CE, et al：Performance on neuropsychological assessment and progression to dementia：A meta-analysis. Psychol Aging, 34：954-977, 2019（PMID：31682146）

参考文献・もっと学びたい人のために

1）「日本精神神経学会認知症診療医テキスト」（日本精神神経学会認知症委員会/編），新興医学出版社，2019

2）「認知症の心理アセスメント はじめの一歩」（黒川由紀子，扇澤史子/編），医学書院，2018

3）「科学的認知症診療5Lessons」（小田陽彦/著），シーニュ，2018

Profile

髙崎恵美（Emi Takasaki）

東京慈恵会医科大学 精神医学講座
臨床心理士・公認心理師・日本老年精神医学会認定上級専門心理士
認知症専門病院を経て，2020年より現職．もの忘れが心配で受診される方は，理由もはっきりしないまま，できていたことができなくなったり，うまくいかなくなったりする体験を日々くり返しています．私たちが想像し難い不安を抱える患者さまが少しでも安心し頼れる医療を提供できればと精進する毎日です．

品川俊一郎（Shunichiro Shinagawa）

東京慈恵会医科大学 精神医学講座
東京慈恵会医科大学，同大学大学院医学研究科（博士課程）を卒業．愛媛大学大学院やカリフォルニア大学サンフランシスコ校（メモリー＆エイジングセンター）に留学．現在は東京慈恵会医科大学精神医学講座准教授，同附属病院診療医長．専門は老年精神医学，認知症，神経心理学，行動神経学．脳とこころの不思議に日々魅了されています．

 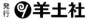
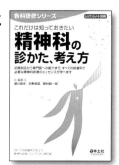

【各論】

せん妄の診たてと対応

井上真一郎

① せん妄を3因子（準備因子，直接因子，促進因子）で理解し，適切なアプローチにつなげる
② せん妄ハイリスク患者には，入院時に「不眠・不穏時指示」を出すようにする
③ 入院患者に何らかの精神症状を認めた場合，真っ先にせん妄を疑うようにする

はじめに

　超高齢社会を迎え，せん妄はまぎれもなく一般病院における common disease となりました．せん妄は，幻覚・妄想などの精神症状がみられるだけでなく，そのマネジメントとして抗精神病薬が用いられるため，臨床現場における精神科医への期待は高まるばかりです．ただし，常勤の精神科医は一般病院の約1割にしかおらず，必ずしも精神科医に頼れない現状を考慮すると，初期研修医をはじめとするすべての病院勤務医はせん妄の標準的な対応を理解しておく必要があるように思います．

　せん妄に対する詳しいアプローチ内容については，拙著「せん妄診療実践マニュアル」（羊土社）をご一読いただければ幸いです．本稿は字数に限りがあるため，研修医の先生にぜひ知っていただきたい「ミニマムエッセンス」を厳選して解説します．

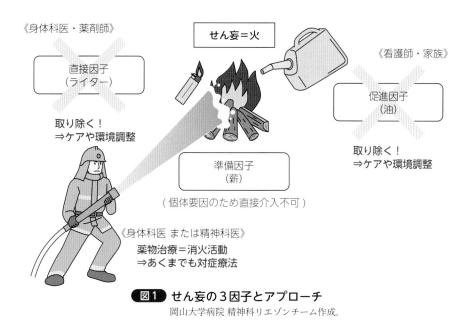

《身体科医・薬剤師》

直接因子
（ライター）

取り除く！
⇒ケアや環境調整

せん妄＝火

《看護師・家族》

促進因子
（油）

取り除く！
⇒ケアや環境調整

準備因子
（薪）

（個体要因のため直接介入不可）

《身体科医 または 精神科医》

薬物治療＝消火活動
⇒あくまでも対症療法

図1　せん妄の3因子とアプローチ

岡山大学病院 精神科リエゾンチーム作成.

1 せん妄の3因子とアプローチ

　せん妄に対して適切にアプローチするためには，せん妄の3因子を理解しておくことが大切です．せん妄の3因子とは，① 準備因子，② 直接因子，③ 促進因子のことで，端的に表現すると，準備因子は「せん妄が起こりやすい素因」，直接因子は「せん妄の引き金となるもの」，促進因子は「せん妄を誘発しやすく，悪化・遷延化につながるもの」のことです．

　ここでは，せん妄をたき火の「火」に例えてみます．「火」が燃えるためには，下地となる「薪」と，火をつける「ライター」，そして火がつきやすくなったり燃え続けたりするための「油」が必要です．せん妄では，「薪」にあたるものが準備因子，「ライター」が直接因子，「油」が促進因子になります（図1）．

　火が燃えないようにするためには，火種となるライター（直接因子）をとり除いて近づけないようにすること，そして油（促進因子）が撒かれた状態をつくらないことが求められます．つまり，せん妄の予防では直接因子と促進因子が加わらないようにすることが重要になります．

　せん妄を発症した場合，興奮やライン抜去，徘徊などがみられるため，それらの症状をマネジメントする目的で薬物治療が行われます．臨床現場ではいかに症状をおさえこむかがポイントとなるため，医師はどうしても薬物治療にばかり目が向きがちです．ただし，せん妄に対する薬物治療は燃えている火に水をかけているだけにすぎず，あくまでも対症療法です．薬物治療がせん妄を治すわけではないのです．

　せん妄を治すためには，直接因子であるライターをとり除くことが必要です．医師は，「せん妄を治すためには，**直接因子の精査および治療が必須である**」ことを絶対に忘れてはなりません．なお直接因子の具体的な内容については，拙著などをご参照ください．

2 予測指示を含めた薬物治療

1) 予測指示が効果的かつ効率的

　　従来のせん妄対策では，患者さんがせん妄を発症してはじめて投与薬剤を検討することが多かったように思います．しかし，今や入院患者さんの大半がせん妄予備軍であることを考慮すると，入院した時点でせん妄の発症を視野に入れて予測指示を出しておくのが効果的かつ効率的です．

　　ここでは，当院で実際に使用している「せん妄ハイリスク患者向け不眠・不穏時指示（推奨案）」をご紹介します（図2）．

```
┌──────────────────────────────────────────────────────────────┐
│                                                              │
│   ┌─────────┐                    ┌──────────────────────┐   │
│   │ 不眠時  │                    │ 1日25〜150 mg         │   │
│   └─────────┘                    │ 適度な鎮静効果があり，  │   │
│   レスリン 25 mg/ 回             │ 翌朝へのもち越しも少ない │   │
│   30分あけて計 3 回までOK         └──────────────────────┘   │
│                                                              │
│   ┌─────────┐                    ┌──────────────────────┐   │
│   │ 不穏時  │                    │ 1日25〜150 mg         │   │
│   └─────────┘                    │ 強力な鎮静効果があり，  │   │
│   ［糖尿病なし］                  │ 翌朝へのもち越しも少ない │   │
│   セロクエル 25 mg/ 回           └──────────────────────┘   │
│   30分あけて計 3 回までOK                                     │
│   ＊糖尿病には禁忌のため，投与前に必ず確認が必要                │
│                                                              │
│   ［糖尿病あり・透析なし］        ┌──────────────────────┐   │
│   リスパダール液 0.5 mL/ 回      │ 1日0.5〜3 mg          │   │
│   30分あけて計 3 回までOK        │ 幻覚・妄想効果は強いが， │   │
│                                 │ 鎮静効果はやや弱い     │   │
│                                 │ 腎機能が悪い場合，      │   │
│                                 │ 効果が遷延することがある │   │
│                                 └──────────────────────┘   │
│                                                              │
│   ［糖尿病あり・透析あり］        ┌──────────────────────┐   │
│   ルーラン 4 mg/ 回             │ 1日4〜28 mg           │   │
│   30分あけて計 3 回までOK        │ 幻覚・妄想効果は強いが， │   │
│                                 │ 鎮静効果はやや弱い     │   │
│                                 │ 翌朝へのもち越しは少ない │   │
│                                 └──────────────────────┘   │
│                                                              │
│   ┌─────────┐                    ┌──────────────────────┐   │
│   │ 内服不可時 │                  │ 1日1/4〜3A            │   │
│   └─────────┘                    │ 幻覚・妄想効果は強いが， │   │
│   セレネース 1/4A＋生食 20 mL iv  │ 鎮静効果はやや弱い     │   │
│   30分あけて計 3 回までOK        │ パーキンソニズムに注意  │   │
│   ＊Parkinson病，レビー小体型認知症，└────────────────────┘   │
│     重症心不全には禁忌のため，投与前に必ず確認が必要            │
│   ⇒セレネースが使用できない場合は精神科リエゾンチームへコンサルトください │
│                                                              │
│  ┌─ ─ ─ ─ ─ ─ ─ ─ ─ ─ ─ ─ ─ ─ ─ ─ ─ ─ ─ ─ ─ ─ ─ ─ ─ ┐   │
│  │ 注1) 頓服は可能な限り 3 回までご使用いただき，連日頓服を使用している場合は │
│  │      その頓服薬を定時薬に追加してください（その際，頓服指示は同じでOKです）. │
│  │ 注2) レスリン・セロクエル・リスパダール・ルーラン・セレネースは，いずれも │
│  │      せん妄に対して保険適応外となるため，ご注意ください. │
│  └ ─ ─ ─ ─ ─ ─ ─ ─ ─ ─ ─ ─ ─ ─ ─ ─ ─ ─ ─ ─ ─ ─ ─ ─ ─ ┘   │
└──────────────────────────────────────────────────────────────┘
```

図2 岡山大学病院におけるせん妄ハイリスク患者向け不眠・不穏時指示（推奨案）

患者さんが入院した際，せん妄の準備因子（高齢・認知症など）を有する場合はせん妄ハイリスクと考え，あらかじめ「不眠・不穏時指示」を出しておきましょう．ここでは，せん妄を惹起する可能性の高いベンゾジアゼピン受容体作動薬〔ゾルピデム（マイスリー®），ブロチゾラム（レンドルミン®），エチゾラム（デパス®），トリアゾラム（ハルシオン®），トリアゾラム（ハルシオン®），ゾピクロン（アモバン®），ニトラゼパム（ベンザリン®），フルニトラゼパム（サイレース®）など〕の使用を避けることがきわめて重要です．では，実際にはどのような薬剤を用いればよいのでしょうか？

2）不眠時指示（せん妄ハイリスク患者向け）

「不眠時」の指示として，当院ではトラゾドン（レスリン®，デジレル®）をよく用いています（**表1**）．トラゾドンは抗うつ薬ですが抗うつ効果は弱く，適度な鎮静効果をもつ薬剤です．半減期が短いため翌朝にもち越すことが少なく，さらに筋弛緩作用も弱いため，高齢者などでも転倒のリスクが少ないと考えられます．用量設定は1日25〜150 mg程度と幅広く，単剤で調整しやすいのも大きなメリットです．

ただし，トラゾドンは不眠症への保険適応がないため，病院によっては使用が難しいかもしれません．その場合は不眠症に対する適応をもち，かつせん妄を惹起するリスクが少ない薬剤として，エスゾピクロン（ルネスタ®）やスボレキサント（ベルソムラ®），そしてレンボレキサント（デエビゴ®）などが候補となります．

エスゾピクロンはベンゾジアゼピン受容体作動薬ですが，薬理作用や市販後調査の結果などから，健忘に関する副作用が比較的少なく，せん妄を惹起するリスクが低い可能性があります．そのため，不安を伴うせん妄ハイリスクの患者さんの不眠に有効性が期待できます．ただし，高齢者では上限が1日2 mgとされている点に注意が必要です．

スボレキサントはオレキシン受容体拮抗薬で，転倒や依存性，離脱症状などのリスクが少ない薬剤です．プラセボを対照としたRCT（randomized controlled trial：ランダム化比較試験）にて，せん妄予防に高い効果が認められており[1]，せん妄ハイリスクの患者さんの不

表1 不眠治療に用いられる，せん妄リスクが少ないと考えられる薬剤

薬剤名（商品名）	分類	不眠症の保険適用	開始用量（1日量）	最大用量（1日量）	特徴
トラゾドン（レスリン®，デジレル®）	抗うつ薬	なし	2〜50 mg	150 mg	・半減期が短い ・筋弛緩作用が弱い ・用量に幅がある
エスゾピクロン（ルネスタ®）	睡眠薬	あり	1〜2 mg	3 mg ＊高齢者は2 mgまで	・抗不安作用 ・苦みが出る可能性 ・用量の幅は狭い
スボレキサント（ベルソムラ®）			10〜20 mg	20 mg ＊高齢者は15 mgまで	・せん妄予防効果（RCT） ・併用禁忌薬に注意 ・用量の幅は狭い
レンボレキサント（デエビゴ®）			2.5〜5 mg	10 mg	・併用禁忌薬がない ・重度肝機能障害に禁忌 ・用量に幅がある

眠に対する第一選択薬の候補です．ただし，高齢者では投与量の上限が1日15 mgとされている点や，クラリスロマイシンやイトラコナゾール，ボリコナゾールなどとの併用が禁忌となっている点に注意しましょう．

　なお，2020年7月に発売されたレンボレキサントは，ゾルピデムと比較したプラセボ対照臨床第Ⅲ相試験にて有効性が示されており，同じオレキシン受容体拮抗薬であるスボレキサントと比べて併用禁忌薬がないため，今後期待できる薬剤の1つと考えられます．

3）不穏時指示（せん妄ハイリスク患者向け）

　次に，「不穏時」の指示ですが，当院では第一選択薬としてクエチアピン（セロクエル®）を推奨しています．リスペリドン（リスパダール®）との違いですが，リスペリドンは強い幻覚・妄想効果をもつものの鎮静効果がやや弱いのに対して，クエチアピンは鎮静効果がきわめて強いという特徴があります．そのため，当院では興奮が顕著なせん妄の患者さんに対して，強力な鎮静効果を有するクエチアピンを用いています．

　クエチアピンは半減期が短く，翌朝へのもち越しが少ない薬剤です．また，抗精神病薬の一般的な副作用であるパーキンソニズムがきわめて少なく，安全性の高い薬剤でもあります．ただし，注意すべきは糖尿病患者への投与が禁忌という点です．そこで，**図2**のように，まずは糖尿病の既往について確認し，糖尿病がなければクエチアピン，あればリスペリドンという順番で選択するのが1つの方法と考えられます．

　リスペリドンは，錠剤と比べて液剤に大きなメリットがあります．リスペリドン内用液は，口腔内でもその一部が吸収されるため効果発現がすみやかであり頓服として有用です．ちなみに，クエチアピンの1日量は150 mg程度まで，リスペリドンについては1日3 mg程度まで増量可能と考えてください．

　ただし，リスペリドンの活性代謝産物は腎排泄であるため，当院では透析中の患者さんなどにはペロスピロン（ルーラン®）を用いています．ペロスピロンは，鎮静効果がやや弱いものの翌朝へのもち越しは少なく，抗精神病薬のなかでも副作用の少ない薬剤で，当院では1日量として28 mg程度まで増量することもあります．

4）内服不可時の指示（せん妄ハイリスク患者向け）

　そのほか，ケースによっては術後や嚥下困難などで内服ができなかったり，興奮が強く拒薬がみられたりする場合も想定されることから，念のため「内服不可時」の指示も出しておきましょう．当院では，注射薬としてハロペリドールを推奨しています．ただし，実際に頓用指示を使うのは不穏の強い場合が多いため，即効性を考慮してワンショットの指示を出すようにしましょう．点滴の指示だと，滴下している間にラインを抜去されてしまう可能性があります．なお，ハロペリドールはベンゾジアゼピン受容体作動薬のような呼吸抑制のリスクがないため，投与速度を気にする必要はないことを看護師さんに伝えると，安心して使ってもらえます．ただし，ハロペリドールはParkinson病や重症心不全，レビー小体型認知症への投与が禁忌となっているため，指示を出す前に必ずこれらの有無について確認するようにしてください．

3　せん妄と他疾患の鑑別

　せん妄の患者さんでは，不眠や見当識障害，幻覚・妄想，興奮，活動性低下など，さまざまな症状がみられます．ただし，患者さんによって目立つ症状は異なるため，その「目立つ」症状と同じ症状がみられるほかの疾患とよく間違えられます．ほかの疾患と判断して誤った対応をしてしまうと，せん妄がさらに悪くなることがあるため，十分注意が必要です（表2）．

　例えば，不眠が目立つせん妄の場合，一般的な不眠症とみなされることがあります．そして，ベンゾジアゼピン受容体作動薬の安易な投与によって，せん妄がさらに悪くなってしまいます．また，怒りっぽくて興奮が強いような場合は，性格の問題などと判断されてしまい，治療半ばで強制退院となるケースもあるようです．

　そこで，せん妄をほかの疾患と間違えないようにするために，「**入院患者さんに何らかの精神症状を認めた場合には，必ずせん妄の可能性を第一に考えるようにする**」ことを強く肝に銘じておきましょう．

　なかでも，せん妄はうつ病や認知症と間違われることが多いため，医師には正確な鑑別が求められます．これらの鑑別ポイントを表3にまとめました．

表2　せん妄と間違えやすい疾患と誤った対応

せん妄でみられる症状	間違えやすい疾患	誤った対応
不眠	不眠症	ベンゾジアゼピン受容体作動薬の投与
記憶障害・見当識障害	認知症	経過観察
徘徊	認知症	対症療法のみ
幻覚・妄想	統合失調症	精神科への転棟・転院
不安・焦燥	不安障害	抗不安薬の投与
	アカシジア	抗コリン薬の投与
易怒性・興奮	（性格）	強制退院
活動性低下（低活動型せん妄）	うつ病	抗うつ薬や抗不安薬の投与

表3　せん妄と他疾患の鑑別ポイント

	せん妄	うつ病	認知症
発症様式	急性	亜急性	慢性
意識状態	混濁	清明	清明
日内変動	夜間に増悪	朝に不調	目立たない（DLBでは日内変動あり）
幻視	多い	なし	少ない（DLBでは多い）

DLB：dementia with Lewy bodies（レビー小体型認知症）．

■ おわりに

　2020年度の診療報酬改定で「せん妄ハイリスク患者ケア加算」が新設されたことを受け，多くの病院がせん妄対策に力を入れるようになりました．せん妄は多要因で発症することから，多職種での介入がきわめて有効です．これからの時代，多職種でせん妄対策を行ううえで，医師にはチームリーダーとしての役割が求められています．

　初期研修医の皆さん，ぜひ頑張ってください！

■ 文　献

1）Hatta K, et al：Preventive Effects of Suvorexant on Delirium：A Randomized Placebo-Controlled Trial. J Clin Psychiatry, 78：e970-e979, 2017（PMID：28767209）

■ 参考文献・もっと学びたい人のために

1）「せん妄診療実践マニュアル」（井上真一郎／著），羊土社，2019

Profile

井上真一郎（Shinichiro Inoue）

岡山大学病院 精神科神経科
これからは，すべての医療者がせん妄に対して積極的に取り組むべき時代です．
多くのことを吸収できる「フレッシュさ」と「柔軟さ」をあわせもつ研修医のうちに，ぜひせん妄に対する正確な知識を身につけてください！心から期待しています！！

Book Information

発行 ● 羊土社

せん妄診療
実践マニュアル

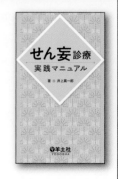

著／井上真一郎

● 診療フローに沿った構成と，情報やポイントをまとめた豊富な図表で，知りたいことがすぐわかる．
● 薬剤の処方例，使い分けについて具体的に紹介

□ 定価（本体 3,300円＋税）　□ B6変型判　□ 197頁　□ ISBN978-4-7581-1862-0

【各論】
抑うつの診たてと対応

奥山　徹

① 支持的なかかわりによって患者と信頼関係を構築することが治療への第一歩

② 苦痛の程度や持続期間をもとに「支援が必要なうつ状態」をトリアージしよう

③ 心理教育，薬物療法などの初期介入を習得しよう

④ 精神科医との連携が必要な状態について理解し，患者に説明できるようになろう

■ はじめに

　精神医学における気分とは「個人の経験を彩る，広範で持続的な情緒」と定義され，気分の異常とはある一定以上の期間持続する情緒の問題を指します．気分の異常のうち，最も頻度が高く，日常臨床において遭遇することの多いものが**うつ状態**です．

　うつ状態はさまざまな医療場面で診察する機会があります．例えば，うつ状態の患者が食欲不振，体重減少などの身体症状を主訴に内科を受診することがあります．また，主治医として担当している身体疾患の患者が，うつ状態を呈することもあるでしょう．救急医療の領域では，自殺企図で搬送された患者がうつ病に罹患しているといったことも稀ではありません．よって，どの診療科に進むにせよ初期・後期研修期間中に基本的な対応を習得する必要があります．

　なお，うつを表す言葉として，「うつ病」，「うつ状態」，「抑うつ」といった言葉が使われることがあります．一般的に「うつ病」とはうつ病の診断基準を満たす状態，「うつ状態」とは落ち込みを中心とする気分の異常が持続している状態（診断基準に基づく判断は含んでいない），「抑うつ」とは一時的な情緒の問題，と使い分けることが多いです．医師臨床研修指導ガイドラインでは「抑うつ」という言葉が用いられていますが，臨床で問題となるのは「うつ病」「うつ状態」ですので，本稿ではこの2つの状態について取り上げます．

症 例

　55歳男性，会社員.

　倦怠感，食欲不振を主訴に総合内科外来を受診した．経過を聞くと，半年ほど前から眠れなくなり，疲れやすく食欲や気力も落ちたので，人間ドックで検査もしたが，「どこも悪くない」といわれたという．しかし，その後にもこれらの症状が続き，妻に「会社に迷惑をかけて申しわけない」とくり返しいうようになったため，家族に連れられて来院した．既往歴に大病・持病なし．消化器系疾患を疑い，一般採血，甲状腺検査，画像検査などを行うも異常を認めなかった．

　そこで，「お体に異常は認めないようです．食欲がなくなったり，眠れなくなったりすることはお気持ちの負担が大きいときにも生じる場合がありますが，何かご心労はありませんか？」と尋ねたところ，半年前に昇進して以降，業務も責任も増えて長時間残業の日々を過ごしていたという．「数カ月前から注意力や集中力が低下し，仕事上のミスも増えていた．休日も仕事の心配が頭から離れず，自分がクビになったら家族の生活が破綻すると思うと，日常生活の何もかもが楽しめなくなった」とのことであった．

　うつ病相当と考えて上級医と相談のうえ，心理教育を行うとともに，休養の重要性について説明をしたところ，休職することを希望された．また薬物療法についても了承されたため，エスシタロプラム1回10 mg 1日1回内服を開始したところ，週を追うごとに状態は改善した．

　治療開始6週間後には，うつ状態は寛解し，「仕事のことを背追い込みすぎていたと思う」「今後は自分の健康にも注意し，業務量もコントロールしながらやっていきたい」とのことであったので，復職の手順について産業医に相談するよう勧めた．

1 うつ状態に関する評価

　　研修医として習得すべきうつ状態を診療するスキルとしては，図のようなものがあげられます．ここでは前述の症例のような内科診療場面で遭遇するうつ状態の患者を念頭において，これらのスキルについて簡潔に説明します．

1) 支持的なかかわりによって患者と信頼関係を構築する

　　まずすべきことは，支持的なかかわりによって患者と信頼関係を構築することです．ここでいう支持的なかかわりとは，共感的に接することで患者の考えや感情の表出を促し，患者の心情や意向・価値観を十分に理解したうえで，患者との十分な信頼関係のなかで，患者が問題と取り組むことを援助することを言います．詳細については，「精神科医療面接の基本」（pp.2803～2808）を参照してください．

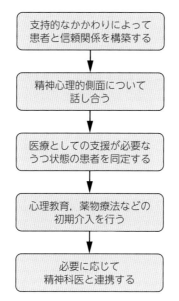

図 研修医として習得すべきうつ状態診療のスキル

> 🔵 **ここがポイント**
>
> 　忙しいときや身体的にも精神的にも余裕がないときはよい面接ができないので，自分の健康を保つことに普段から留意しましょう．また精神疾患を有する患者を診察する際には，自分のなかにわき起こるかもしれない陰性感情にも注意します．特にうつ状態の患者は，怠けた結果としてではなく真面目で細やかであるからこそ，うつ状態になることが多いです．そのような患者理解が陰性感情の軽減に役立つかもしれません．

2）精神心理的側面について話し合う

　医療面接の内容が身体的側面から精神心理的側面へと移行する際には，「検査の結果などからは身体的な問題はないようです．食欲がなくなったり，眠れなくなったりすることは気持ちのストレスによって生じることがありますが，**何かご心配事などはありませんか？**」などと，患者にとって受け入れやすい言葉を用いて話題を変換します．その後，今現在の気持ちの状態およびその状態となった契機について話を進めていきますが，この2つのどちらを先に尋ねるかは面接の自然な流れで決めてよいでしょう．

　うつ状態となる契機としては，身体的問題（身体疾患罹患など），精神心理的問題（対人関係上の問題など），社会的問題（過労，経済的問題など）などが典型的なので，これらを念頭に置きながら尋ねていきます．

> **ここがピットフォール**
> ....
> 精神心理的問題を疑ったとき，精神心理的側面について患者と話し合うステップを省略して精神科に紹介することは控えましょう．そのような行為は，患者によっては“精神科の患者”としてラベリングされたように感じ取り，傷つくことがあります．また最初に対応した医師が適切な初期対応を行うことは，患者が精神心理的な問題への理解を深め，適切な受療行動を選択できるようになるためにとても大切です．

3）支援が必要なうつ状態の患者を同定する

　うつ病の診断基準（**表1**）[1] を理解し，診察で得られた情報をもとに診断基準に該当するか判断できることが望ましいです．しかし，そのためにまずは診断基準を覚えていなければならないのはもちろん，希死念慮について患者に尋ねるといった難しいコミュニケーションスキルも要求されます．

　そこでもしそれが難しければ，診断基準の必須項目Aのうち1）または2）を満たし，かつ① 患者の苦痛の程度（本人がつらくて，援助を求めている），② 日常生活への支障の程度（精神心理的苦痛のために，日常生活に支障がある），③ 持続期間（2週間〜1カ月以上）を目安に，少なくとも「支援が必要なうつ状態」の患者をトリアージできるようになるとよいと思います．

表1　うつ病の診断基準（DSM-5）1

A. 以下のうち5つが同じ2週間の間に存在し，少なくとも1つは1) 抑うつ気分，または2) 興味または喜びの喪失である
1) 抑うつ気分
2) 興味，喜びの著しい減退
3) 体重または食欲の増加 / 減少
4) 不眠または過眠
5) 精神運動焦燥または制止
6) 疲労感または気力の減退
7) 無価値感，罪責感
8) 集中力減退，決断困難
9) 希死念慮，自殺企図
B. それらの症状のために著しい苦痛，生活面への障害がある
C. 物質使用の生理学的作用や他の医学的疾患によるものではない
D. 他の精神疾患によってうまく説明されない
E. 躁病，または軽躁病エピソードが存在したことがない

「DSM-5 精神疾患の診断・統計マニュアル」（日本精神神経学会 / 日本語版用語監修，髙橋三郎・大野 裕 / 監訳），pp160〜161，医学書院，2014，診断基準より作成.

うつ状態に対する鑑別診断としては，うつ病のほか，適応障害，双極性障害におけるうつ病相があります．適応障害とは前述の「支援が必要なうつ状態」の基準を満たす一方で，うつ病診断基準は満たさない状態と便宜的に考えましょう．双極性障害を鑑別するためには，過去の気分高揚や活動性亢進，易怒性などを伴う気分エピソードの同定が必要です．また家族歴に双極性障害がある場合は，患者が双極性障害である可能性も高いです．

2 うつ状態に関する初期対応

1）心理教育，薬物療法などの初期介入を行う

❶ 心理教育

心理教育とは，患者に精神疾患に関する正しい情報や知識を伝え，適切な対処方法を習得してもらうことで，主体的に療養生活を営めるように援助することをいいます．具体的には，まずはうつ状態という診たてやそれがどのような状態であるかを説明します．冒頭の症例で示したような患者なら，「頑張りすぎてこれまでの問題への取り組み方が破綻している状態であり，クルマでいえばオーバーヒートの状態」などと説明します．

そのうえで，どのような対処をとることができるかを伝え，望ましい対処行動をとるように促します．療養の指針としては次の2点が重要です．

① 重大な決断は控える

うつ状態のときにはバランスを欠いた判断になりがちです．例えば提示した症例の場合，今現在のストレスから解放されるために「退職する」という選択をしようとするかもしれませんが，その後の経済的困難や再就職の難しさという問題に考えが及んでいないかもしれません．

② 負担の軽減を図る

特にうつ状態を呈する患者の場合，完璧をめざしやすかったり，頼まれたことを断れなかったりして過負荷になっていることがあります．物事の優先順位を考えて，十分な睡眠，休養をとるように支援します．

❷ 薬物療法

うつ病診断相当の患者の場合は，抗うつ薬による薬物療法が有効です．抗うつ薬にも多くの種類がありますが，どれか1〜2剤を使いこなせるようになるとよいでしょう（表2）．特殊な事情がない場合はSSRI（selective serotonin reuptake inhibitors）と呼ばれる種類の抗うつ薬が第一選択として用いられることが多く，そのなかでもエスシタロプラムが1錠で治療用量のために増量の必要がないこと，相互作用の問題が少ないことなどから使用しやすいと思います．ただし，エスシタロプラムはQT延長がある患者には禁忌となっていますので，注意が必要です．

処方例：エスシタロプラム（レクサプロ®）10 mg錠　1回10 mg 1日1回夕食後

表2 使いこなせるとよい抗うつ薬

一般名	製品名	分類	特徴
エスシタロプラム	レクサプロ®	SSRI	・抗うつ効果と忍容性のバランスが良好とされる ・QT延長をもたらすリスクに注意を要する ・薬物相互作用の問題が少ない
デュロキセチン	サインバルタ®	SNRI	・痛みへの効果が知られている（腰痛症，糖尿病性末梢神経障害，線維筋痛症などに保険適応がある）
ミルタザピン	レメロン®/ リフレックス®	NaSSa	・強い抗うつ効果を有する ・眠気，食欲増進などの有害事象がある（不眠，食欲低下を有する患者によい適応がある） ・薬物相互作用の問題が少ない
トラゾドン	レスリン®/ デジレル®	SARI	・抗うつ効果は強くない ・催眠作用があること，エビデンスは弱いがせん妄治療に使われることもあることから，せん妄リスクが少ない眠剤として用いられることがある

SSRI：selective serotonin reuptake inhibitors（セロトニン再取り込み阻害薬），SNRI：serotonin and noradrenaline re-uptake inhibitor（セロトニン・ノルアドレナリン再取り込み阻害薬），NaSSa：noradrenergic and specific serotonergic an-tidepressant（ノルアドレナリン作動性・特異的セロトニン作動性抗うつ薬），SARI：serotonin 2 antagonist and reuptake inhibitor（セロトニン遮断再取り込み阻害薬）.
文献3，4をもとに作成.

SSRIは，内服開始初期に副作用として嘔気が出現することがありますが，内服を継続するうちに耐性ができることも多いので，患者にそのように説明するとアドヒアランスが向上します．なお，若年者に抗うつ薬を使用することが自殺企図リスクを上昇させるとの報告[5]があり（内服開始初期や増量に伴って不安焦燥感，衝動性といった症状を生じる「賦活症候群」が関連していると考えられています），使用にあたってはリスクとベネフィットを慎重に検討することが必要です．

社会復帰支援については，「精神科における社会復帰支援」（pp.2809〜2815）を参照してください．

2）必要に応じて精神科医と連携する

精神科入院治療の適応となる可能性がある患者については，**精神科医との連携**が必要です．具体的には，希死念慮がある場合，著しい食欲不振などのために全身状態管理が必要な場合，治療をしなければ本人に大きな不利益（生命の危機など）が生じる場合などがあります．なお，精神医学的に入院が必要と判断される状態でありながら，本人は病気であるとの認識が乏しいために入院を拒否している場合は，**医療保護入院（精神保健指定医の診察および家族などの同意による入院）**といった入院形態も検討できることも知っておきましょう．

そのほかにも，抗うつ薬を一剤試しても十分な効果が得られない場合，精神病症状（幻覚妄想）の存在が疑われる場合，精神科既往歴のある場合，パーソナリティに障害がある場合，（単一の出来事に対する反応ではなく）心理社会的に複雑な状況下におけるうつ状態の場合などは精神科医と連携した方がよいと思います．

ここがポイント

　精神科受診については，かつてと比較すると敷居は低くなっているものの，それでも抵抗感を感じる患者・家族もいます．「このような際には，よく精神科の先生と連携してサポートさせていただいています」「受診によって，楽に過ごせるようになった患者さんも多くいらっしゃいますよ」などと，一般化をしながら勧めるとよいでしょう．

おわりに

　うつ状態はどの診療科に進んでも診療の機会がある病態であり，そのような状態の患者さんに一次的な精神心理的支援をすることは担当医の重要な役割です．またうつ状態の患者への支援について習得できたら，医療一般における精神心理的支援もより適切に提供できるようになります．精神心理的支援ができるようになることは患者との信頼関係の構築に大いに役に立ち，それが潤滑油となって医療を円滑に提供できるようになり，先生自身の負担感が減ることも実感できると思います．

　一方，一口にうつ病といっても症状は非常に多様であり，その対応には高い個別性が求められるため，適切な支援ができるようになるにはトレーニングを重ねることも必要です．うつ状態を有する患者さんを担当した場合は，独りで抱え込まずに適宜指導医と相談したり，精神科医と連携したりして治療を進めましょう．

文　献

1）「Diagnostic and Statistical Manual of Mental Disorders（DSM-5）」（American Psychiatric Association, ed），American Psychiatric Publishing, 2013

2）「DSM-5精神疾患の診断・統計マニュアル」（日本精神神経学会／日本語版用語監修，髙橋三郎・大野 裕／監訳），pp160-161, 医学書院, 2014

3）Cipriani A, et al：Comparative efficacy and acceptability of 21 antidepressant drugs for the acute treatment of adults with major depressive disorder：a systematic review and network meta-analysis. Lancet, 391：1357-1366, 2018（PMID：29477251）

4）Kennedy SH, et al：Canadian Network for Mood and Anxiety Treatments（CANMAT）2016 Clinical Guidelines for the Management of Adults with Major Depressive Disorder：Section 3. Pharmacological Treatments. Can J Psychiatry, 61：540-560, 2016（PMID：28525730）

5）Sharma T, et al：Suicidality and aggression during antidepressant treatment: systematic review and meta-analyses based on clinical study reports. BMJ, 352：i65, 2016（PMID：26819231）

■ もっと学びたい人のために

1）「日本うつ病学会治療ガイドライン Ⅱ.うつ病（DSM-5）/ 大うつ病性障害 2016 」（日本うつ病学会 気分障害の治療ガイドライン作成委員会/制作）, 2016
https://www.secretariat.ne.jp/jsmd/iinkai/katsudou/data/160731.pdf
↑精神科専門医を主な対象として作成されたガイドラインですが，うつ病に関する包括的な知見を得るための文献として精神科医以外にもお勧めします．こちらの URL から入手可能です．

2）Lam RW, et al：Canadian Network for Mood and Anxiety Treatments（CANMAT）2016 Clinical Guidelines for the Management of Adults with Major Depressive Disorder：Section 1. Disease Burden and Principles of Care. Can J Psychiatry, 61：510-523, 2016（PMID：27486151）
↑「気分・不安治療に関するカナダネットワーク」が作成しているガイドラインです．セクション1.うつ病の負担とケアの基本からはじまり，2. 心理療法，3. 薬物療法（文献4に該当），4. 神経刺激療法，5. 代替療法，6. 特別な対象（若年，女性，高齢者）で構成されており，うつ病に関するさまざまな情報を系統的レビューのうえでサマライズしてあります．また各介入については推奨度とエビデンスの強さに関する評価がされています．

Profile

奥山　徹（Toru Okuyama）

名古屋市立大学病院 緩和ケアセンター 副センター長
名古屋市立大学大学院医学研究科精神・認知・行動医学 病院准教授
長崎大学卒
日本精神神経学会 専門医・指導医，一般病院連携精神医学専門医・指導医，精神保健指定医，日本サイコオンコロジー学会認定精神腫瘍登録医
身体疾患を有する患者における精神心理的支援を専門にしています．先生が患者さんと気持ちについて適切に話し合うことは，患者さんにとって大きな援助となることはもちろん，先生と患者さんとの信頼関係が深まり，先生が医師としてより有効にかかわることができるようになるメリットもあるので，ぜひ実践してください．

【各論】
幻覚・妄想の診たてと対応

清水裕介，船山道隆

① 救急センターに幻覚・妄想状態で来院する患者さんの多くは統合失調症であるが，覚醒剤などの薬物による場合や自己免疫性脳炎などの脳器質疾患，あるいはレビー小体型認知症などの変性疾患による場合もある

② 精神疾患か自己免疫性脳炎などの脳器質疾患か変性疾患かといった鑑別はきわめて重要である

③ 脳画像所見よりもむしろ，意識障害の有無，表情や言動からの重症度の判断，精神症状の質の違い，時間があれば病歴に注目することが重要である

はじめに

　　救急外来などで診療を行ううえで，幻覚・妄想状態の患者さんに出くわす機会は少なくありません．統合失調症の既往歴がある患者さんの幻覚・妄想状態であれば精神病症状の再燃である可能性が高いですが，初回エピソードの幻覚・妄想状態については脳器質疾患などの可能性を疑い，しっかりと鑑別することが重要です．例えば自己免疫性脳炎はしばしば急性精神病状態を呈し，統合失調症や急性一過性精神病などと誤診されることも少なくないです．ところが自己免疫性脳炎は，中枢性の呼吸抑制をきたし死に至ることや，重篤な後遺症を残すことがあり，患者さんの生命予後に大きくかかわるため見落としてはならない疾患の1つです．また，覚醒剤や大麻などの物質依存に伴う幻覚・妄想は統合失調症の幻覚・妄想と類似する点も多いですが，統合失調症よりも人格水準や疎通性が保たれていることが多いです．本稿では日常臨床を想定した鑑別ポイントを実際の症例をもとにまとめていきます．

> **そもそも幻覚・妄想とは…**
> 幻覚とは，存在しない感覚をまるで存在するように感じることです．五感すべてに存在し，幻視，幻聴，幻触，幻嗅，幻味があげられます．そのほかにも普段は自覚しない内臓などの感覚に関する体感幻覚があります．妄想とは，思考内容の異常の一種で，訂正不能な誤った考えのことです．これらが認められる状態像を幻覚・妄想状態といいます[1]．

1 ファーストタッチ：緊急性があるか否か

　救急外来での診療において重要なことは，診断ではなく判断であり，診療において念頭に置くべき1つの軸は，時間，つまり緊急性です．まずバイタルサイン（意識レベル，血圧，脈拍数，体温，呼吸数）のチェックを行い，一般的にクリティカルな状態でないかの判断をし，その後に丁寧な病歴聴取をしていきます（表1）．症状の進行が急性〜亜急性なのか，あるいは慢性の経過を辿っているのかはきわめて重要な情報です．また，既往歴，家族歴，生活歴は身体疾患か，精神疾患かを判断するうえで有用な手がかりになることが多くあります．例えば，統合失調症では幻覚や妄想の前に年単位での前駆期があることが知られています．昨日まで精神的にきわめて健全であった人が突然，幻覚・妄想状態になることは非常に稀なため，簡単な病歴をとることは鑑別に大きく役立ちます．病歴聴取の際はなんだか訳のわからないことをいっていると思わずに，しっかりと耳を傾けることが重要です．以下にわかりやすい具体例をあげました．幻覚・妄想状態の鑑別ポイント（表2，図1）を理解していきましょう．

表1　共通する初期対応

・バイタルが切迫している場合はABCの安定化
・自傷他害の危険性がある場合は複数人で対応する
・ラポール形成を心がけることが良好な治療関係につながる

表2 各疾患の幻覚妄想の特徴とそのほかの症状[2]

	幻覚妄想	そのほかの特徴となる所見
統合失調症	・強い情動の関与 ・幻聴（言語性幻聴） ・命令されたり，振り回されたりする ・妄想知覚 ・体系化された妄想が多い	・意識清明 ・若年発症例が多い ・病識の欠如 ・自我意識の障害 ・連合弛緩
レビー小体型認知症	・幻視（ありありとしている） ・錯視 ・実体的意識性	・意識清明 ・高齢発症 ・病識あり不安を抱いている ・初期の記憶障害は軽度 ・REM睡眠行動障害 ・パーキンソニズム ・自律神経症状
自己免疫性脳炎	・体系化は少なく浮動的 ・作話との移行例	・発熱を伴うことが多い ・意識障害 ・不随意運動 ・髄膜刺激症状を伴うことも ・視点は定まらないことが多い

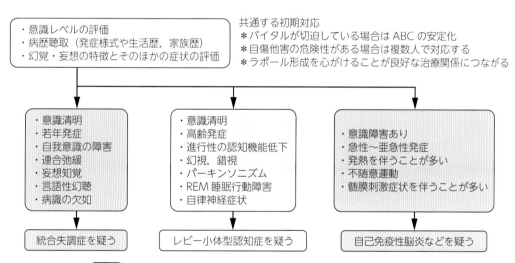

図1 幻覚・妄想を訴える患者さんの鑑別

本稿で解説した疾患の鑑別を一例としてあげる．実際には覚醒剤などの薬
物やアルコール関連なども鑑別にあげられることが多いため注意されたい．

2 統合失調症に特徴的な幻覚・妄想とそのほかの症状

症例1：統合失調症

28歳男性．既往歴：統合失調症．家族歴：母；統合失調症，兄；双極性感情障害．
生活歴・現病歴：幼いころから友人は少なく，高校に入るとすぐに不登校になった．17歳から音に敏感になり，しだいに「ああしろ，こうしろ」など自分に命令してくる幻聴に変わった．20歳のときには「死ね」という幻聴で灯油をかぶって焼身自殺を図った．23歳のとき，「幻聴の主が受診することを許した」といい精神科を受診．「犬がワンと吠えるのは自分に向けられている」「考えが外から吹き込まれる」「自分の思いがすべてばれていて，テレビにもインターネットにも書いてある」といい過剰な防犯対策をしていた．28歳のとき，「霊が迫ってくる」と自宅でナイフを振り回して警察沙汰になり，救急搬送となった．救急外来では「4千光年離れたところから私のことをバカにしている奴がいるので許せない」「私は国会議員やNASAと交流している，お前ら全員訴えてやる」と医療スタッフに殴りかかろうとするなど，興奮状態で他害の危険性があったため複数人で対応せざるを得なかった．

症例1は統合失調症の患者さんの典型的な病歴です．統合失調症に詳しくない人でも簡単に診断できるとは思いますが，ここではもう少し深く掘り下げてみましょう．

ドイツの精神科医であるSchneiderが統合失調症に特異的な一級症状をあげ，ほかの疾患と比較して統合失調症に特徴的な精神症状を抽出したところ，その中核は**自我意識の障害と妄想知覚**でした．スイスの精神科医であり病院内で統合失調症の患者と生活を長年ともにしていたBleulerは，**連合弛緩**が統合失調症で最も基本的な症状であるとし，これが統合失調症の語源となりました[3]．操作的診断においては診断基準にDSM-5を用いますが，日常診療で統合失調症の診断の際により重視した方がよい点は以下になります．

1）幻聴：話しかけと応答の形の幻聴

統合失調症では幻覚のなかでも幻聴がよくみられます．特に幻聴のなかでも，**言語性幻聴（対話式幻聴）**が特異的であり，自分に命令するなど自身に影響を与えることが典型的です．また，複数人の登場人物が患者のことを話し合っているケースもあります．「自分の考えが声になって聞こえる」といった場合は一級症状でいう考想化声にあたります．環境性の幻聴（要素性幻聴）や音楽性幻聴の場合では，脳腫瘍やてんかんなどの身体疾患の可能性を探ることも重要ですが，若年者では精神疾患のこともあります．また，レビー小体型認知症やせん妄などでも幻聴を認めますが，自分に命令するとか指示するなどといった自身に影響を与える幻聴はまずありません．

2）妄想知覚

妄想知覚は，統合失調症の妄想の形式として特徴的で，「人が腕組みしたのは私をバカにしてみんなで村八分にしているからだ」などと**日常的に知覚したものに誤った意味づけや，"自己関係づけ"**をすることであると定義されます[4]．また，教科書的には妄想着想，妄想

気分などと一緒で一次妄想に分類されます．妄想の内容に関しては，被害妄想，誇大妄想，嫉妬妄想などたくさんあり，統合失調症に特異的な妄想内容はないとされていますが，「自分のせいで東日本大震災を引き起こした」などという異常な自己関連づけは統合失調症に特異的です．「自分」に影響を与える幻聴の例をあげましたが，統合失調症の妄想も理由もなく「自分」に関係づけることが特徴的です．

3）自我意識の障害（自我障害）

　　自我意識とは，対象意識に対して自分の存在や精神活動を意識することで，自我障害とは自我の行う体験が自分を離れたり，自分と他者の境界線が不明瞭になったりする現象を指します[5]．典型的には「自分の考えが筒抜けになって皆にばれている．新聞にすべて書いてある」「テレビの芸能人の思いが自分に伝わる」などと訴えられます．

4）連合弛緩

　　思路障害の1つで，思考に一貫性がなく，まとまりがないことのうち，軽いものを連合弛緩といいます．重度になると本来の意味が勝手に変えられ，無意味な語や文の羅列（言葉のサラダ）になります[6]．患者さんが描いた分かりやすい連合弛緩の例を，図2と図3に示します．

5）統合失調症への初期対応

　　以上のような用語はありますが，統合失調症の特徴を私の言葉で簡単に言うならば，"意識は清明だが，話のまとまりがなく，全く共感できないレベルまでに現実離れしていることもある，それなのに本人のなかではその妄想に向かって一直線であること"です．しか

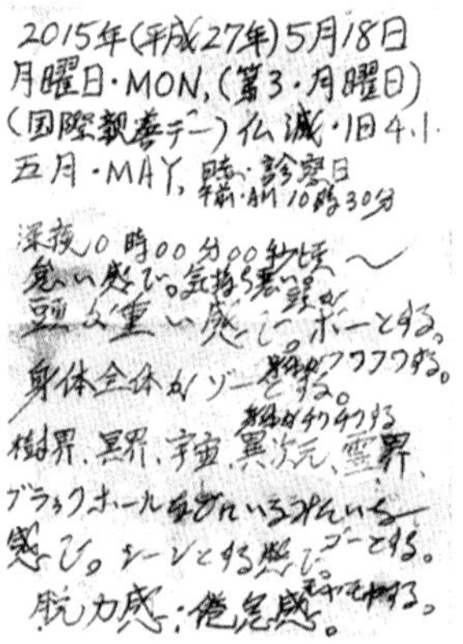

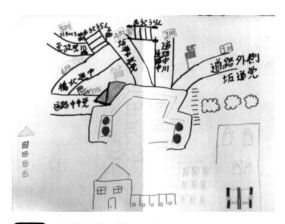

図2 45歳男性の書いた文章
日付から無意味で統一感のない連想が続き，思考のまとまりがない状態を示す．最後の方は妄想気分を表している．
文献6より引用．

図3 37歳女性の描いた絵
急性期の統合失調症患者が描いた絵である．色彩感覚が統合失調症らしい．車から道が出ており，意味をなさない言葉が羅列されている．

し，すべての患者さんが自分の病的体験をすらすらと語るわけではないので，"観察するうえでの奇妙な印象"や"心の通じない感じ（プレコクス感）"などが診断の手がかりになることも多いです．

> **ここがポイント**
>
> ・意識レベル，既往歴，家族歴，生活歴の確認！
> ・自傷他害の危険性があるときは複数人で対応する！
> ・自傷他害の恐れがあるケースは抗精神病薬を早めに投与！
>
> 処方例：オランザピン（ジプレキサ®）　1回10 mg　筋注
> （高齢者や身体疾患合併の場合は5 mgに減量する）

3 レビー小体型認知症に特徴的な幻覚・妄想とそのほかの症状

症例2：レビー小体型認知症

78歳女性．10年前，夫を亡くしそこからうつ状態をくり返していた．77歳のとき，再度うつ状態となり自発性が極端に低下した．78歳のとき，物忘れが徐々に進行したなかで「人が見ている」という訴えがあり家族に連れられて受診．受診2日前には「壁に人が入っていた」といい，最初は箸，その後はハサミ，包丁で壁を叩こうとしていた．両手には振戦があり，両上肢の動きが緩慢で，表情は乏しい．また最近は家事もできなくなってきていたという．幻視に伴う興奮がひどいために入院加療となったが，入院後も「おじいちゃんと子供がくり返し何度も見える」「壁が人に見える」「人の顔が花に見える」などと話していた．ドネペジル塩酸塩（アリセプト®）を開始し，リハビリテーションを行ったところ症状は改善した．

　　症例2はレビー小体型認知症の患者さんの病歴です．レビー小体型認知症に特徴的な臨床症状を以下にまとめます．

1）幻視，錯視

　　レビー小体型認知症の患者さんの約80％が幻視を認めるといいます．動物や人，環境に関するものなどさまざまで，本人にはありありと見えています．「枕が猫に見える」などのいわゆる**錯視**（見間違い）や「カーテンが動いたときに人がいたような気がした」という**実体的意識性**（気配を感じること）を伴った訴えをする頻度も高いです．いずれにしても自分の行動に対して命令や影響を与えるといった統合失調症の幻覚とは質が異なり，自分に対してプラスでもマイナスでもない中立的な内容です．一方で幻視や錯視がある疾患として，アルコール離脱症候群やせん妄状態があげられます．これらでは，「小さい虫が壁をたくさん這っている」といいながら，実際に払いのけるような**小動物幻視**を見ることがあります．飲酒歴の確認は忘れずに行いましょう．

2) そのほかの特徴的な症状

注意や覚醒レベルの変動を伴う認知機能の動揺（日内変動），パーキンソニズム，REM睡眠行動障害，抗精神病薬に対する感受性の亢進，自律神経症状など多岐にわたります．

3) レビー小体型認知症を疑ったら

レビー小体型認知症を疑った際は，画像による補助診断として以下の項目が有用です．

・MIBGシンチグラフィーでの集積低下
・SPECTでの後頭葉の血流低下
・ドパミントランスポーターシンチグラフィ（DATスキャン）での尾状核の取り込み低下

ここがピットフォール

抗精神病薬などの投与により過鎮静になりやすいので注意！

ここがポイント

・統合失調症と異なり，主体に中立的な幻視！
・アルコールの可能性を否定する！

4 自己免疫性脳炎の診断に有用な症状

症例3：自己免疫性脳炎

15歳男性．既往歴は特にない．

心身ともに健全であり，精神疾患の家族歴も認めなかった．生活の変化やストレスとなるきっかけもなく，以下の症状が出現した．1週間以上前から嘔吐をくり返していた．夜間救急外来を受診し，ドンペリドン（ナウゼリン®）が処方され帰宅となったが嘔気は持続し頭痛も出現した．翌日近医を受診したところ熱中症といわれた．カロナールを処方されたが改善なく，頭痛，嘔気は持続していた．1週間が経過した本日，学校にて眩暈を自覚し保健室で休んでいたところ，何もないところを指さして「黒い人が見える！刺される！やめてよー！」と興奮状態になり，「殺される！」と大声で叫び落ち着かなくなり救急搬送となった．病院到着時の意識レベルはJCS1，体温37.4℃，項部硬直は軽度で，時折右上肢からはじまり数秒間持続する間代性痙攣を認めた．ERにて天井を見ながら「保健室のときはナイフをもって襲いかかってきて怖かった．今もそこに5人見えるけれど，何ももってないし近づいてこない」と話していた．これらの興奮状態はかなり波があった．

症例3は抗NMDA受容体脳炎の患者さんの病歴です．ここでは自己免疫性脳炎のなかで最も頻度が高い，**抗NMDA受容体脳炎**に絞って解説します．

1) 意識変容

　意識変容とは，軽度から中等度の意識混濁を背景とし，多彩な精神症状を伴う意識障害のことです．この症例は，**急性発症の幻視を伴う錯乱状態**で，自己免疫性脳炎が疑われました．初期では，ほかの異常体験とは関係せず情動だけが**短時間でコロコロと変化する**ことが特徴的です．思考面でも確固とした妄想にはならずコロコロと話が変わる作話が中心であり，JCSでいうならば，JCS 1～3を浮動しているような印象です．

2) そのほかの症状

　急性の経過で意識障害，痙攣，口部の付随運動，中枢性換気障害を呈するためICU管理が必要になることもしばしばあります．多くの患者さんは10～30歳代であり，腫瘍合併例ではほとんどが女性で，卵巣奇形腫です．約6～7割の症例ではMRIで異常所見を認めないことが知られています．髄液検査では軽度の細胞数上昇，蛋白数の上昇（79％）やオリゴクローナルバンド陽性（約60％）など非特異的な炎症性変化を示し，脳波では約90％に徐波の混入を認めます[7]．

3) 自己免疫性脳炎を疑ったら

　自己免疫性脳炎を疑った際は，以下の検査を行います（表3）．重篤な後遺症を残さないためにも早期診断，早期治療が重要となります．

4) 治療

　腫瘍があれば早急に腫瘍切除を行い，並行して免疫療法を行います．免疫療法の第一選択はステロイドパルス，免疫グロブリン大量静注，血漿交換であり，第二選択はリツキシマブやシクロホスファミド大量静注です．重篤な後遺症を残さないためにも，早期診断，早期治療が重要になります．

表3　自己免疫性脳炎を疑った際の検査

検査	目的・特徴
髄液検査	一般項目，培養，細胞診に加え，感染症（HSVなど）の除外を行う
採血	感染症（HIV，梅毒など），膠原病（RA，SLEやシェーグレン症候群など），腫瘍（卵巣奇形腫や肺小細胞がんなど）の除外を行う
画像検査	頭部MRIのほかに腫瘍検索目的で全身造影CTを行う
脳波検査	意識障害であれば徐波化を認める．ヘルペス脳炎では周期性棘波（PLEDs）など，疾患に特異的な脳波を認めることもある

HSV：herpes simplex virus（単純ヘルペスウイルス），RA：rheumatoid arthritis（関節リウマチ），SLE：systemic lupus erythematosus（全身性エリテマトーデス），PLEDs：periodic lateralized epileptiform discharges.

> **ここがピットフォール**
> ‥‥‥‥‥‥‥‥‥‥‥‥‥‥‥‥‥‥‥‥‥‥‥‥‥‥‥‥‥‥‥‥‥
> 精神疾患だと決めつけてかからない！

> **ここがポイント**
> ‥‥‥‥‥‥‥‥‥‥‥‥‥‥‥‥‥‥‥‥‥‥‥‥‥‥‥‥‥‥‥‥‥
> ・怪しいなと思ったら髄液検査，脳波，MRI！
> ・髄液検査の敷居を高くするメリットはありません
> ・検査所見が乏しくても，疑わしきは治療せよ！

■ おわりに

　精神科用語は数多く，アレルギー反応が出がちですが，臨床においては用語よりもその状態像のポイントさえ掴めれば，患者さんのためになる治療につなぐことができます．「これは統合失調症の訴えだ！」「なんだか意識が濁っているから検査しよう！」などの直感力が重要です．たくさんの症例を経験して臨床の直感力を養っていきましょう．

文　献

1）「精神症状から身体疾患を見抜く」（内田裕之，國松淳和/監，尾久守侑/著），金芳堂，2020
2）船山道隆：急性精神病における脳炎との鑑別．精神科救急，16：37-41，2013
3）船山道隆：統合失調症の特異的な症状．BRAIN and NERVE，70：981-991，2018
4）「妄想の臨床」（鹿島晴雄，他/編），新興医学出版社，2013
5）「精神症候学 第2版」（濱田秀伯/著），弘文堂，2012
6）船山道隆，黒瀬 心：脳炎・脳症．「高次脳機能のリハビリテーション Ver.3」（武田克彦，他/編），pp124-130，医歯薬出版，2018

Profile

清水裕介（Yusuke Shimizu）

足利赤十字病院 神経精神科
金沢医科大学を卒業後，杏林大学救急科に入局しました．精神疾患も診れる救急医を志し，慶應義塾大学 精神神経科学教室へ出向中であり，現在は関連病院の足利赤十字病院でトレーニング中です．当院では精神疾患のみならず，精神疾患の身体面や精神症状のある身体疾患などたくさんの経験を積むことができます．精神科救急領域に興味のあるレジデントの方々が当教室から足利赤十字病院に集まってくださることを願っています．

船山道隆（Michitaka Funayama）

足利赤十字病院 神経精神科 部長
慶應義塾大学医学部を卒業後，同大学精神神経科学教室に入局．総合病院一筋で精神科医歴25年目です．精神疾患の身体合併症や高次脳機能障害，認知症などとのかかわりが深いです．アグレッシブな精神科に興味のある皆さん，足利でお待ちしております！

【各論】

依存・乱用の診たてと対応

小林桜児

① 依存症には特有の身体所見や病歴がある

② アルコール依存症患者の場合，栄養改善と離脱症状の管理をまず行う

③ 違法薬物の依存症患者の場合，警察に通報する義務はない

④ 依存症治療は理解と共感からはじまる．すぐに断酒や断薬を要求しない

はじめに

　　神奈川県立精神医療センター 依存症外来における調査では，平均すると毎月1.9人の通院患者さんが亡くなっています．一般にはあまり知られていませんが，依存症は死がとても身近な病なのです．周囲が早く依存症の存在に気づき，必要な支援につなげることで，患者さんの早すぎる死を防ぐことができます．どのような患者さんの場合に依存症を疑い，どのような初期対応をすればよいのでしょうか？

1 依存症の診断は難しくない

　　あるアルコール依存症患者さんの症例を紹介しましょう．自験例ですが，個人情報に配慮して病歴は大幅に改変しています．

症例

　　50歳代男性．18歳から飲酒をはじめ，大学中退後から実家で引きこもり状態になった．20歳代後半からは，720 mLの焼酎ボトルを毎日1/2〜1本習慣的に飲み干すようになった．アルバイトや契約社員として何度も働いたものの，職場で隠れて飲酒する行動が止まらず，発覚して

は解雇されるパターンがくり返された．やがて40歳代になると腹水や下腿浮腫を呈するように
なり，消化器内科に通院したが，飲酒は止まらなかった．近所で酔って転倒し，顔面や頭部の打
撲で救急搬送されることもたびたびあった．50歳を過ぎ，内科医と親の強い勧めでしぶしぶ依
存症専門外来に初診となった．

　　本症例に限らず，専門外来を受診する前に，さまざまな身体科にかかったことのある依
存症患者さんは少なくありません（表1）．

1）アルコール依存症を疑う視診・身体所見

　　読者の皆さんが一番出会う確率の高い**アルコール依存症**について，詳しく解説しましょ
う．まずは視診上の所見です．病状が進行すると胃腸障害のため食欲が低下し，るい痩と
脱水が慢性化します．口腔ケアも怠りがちになるので，多数のむし歯や歯肉炎を合併して
いることも稀ではありません．外見の印象としては，実年齢と比べて10〜20歳以上も「老
けて見える」のが特徴です．

　　身体所見としては，栄養障害が進行すると，ビタミンB1やB12の欠乏症により末梢神経
障害が出現します．足の指先や足底の感覚異常がないか質問してみてください．「両足とも
地面を踏みしめている感じが鈍い」「足先がずっとビリビリしている」といった返事が返っ
てくるものです．

　　また小脳失調も伴うため，転倒しやすくなります．通常なら転倒時には反射的に手を突
いて体をかばう動作がみられますが，酩酊時にはそれができなくなるので，顔面や後頭部
に打撲や擦過傷を受傷しやすくなります．

表1 依存症患者に出会う可能性の高い身体科（原因疾患の例）

依存症	身体科	疾患
アルコール	救急科	・食道静脈瘤破裂 ・離脱けいれん ・転倒後の頭部外傷
	内科	・消化器疾患・糖尿病
	外科	・消化器系のがん
	整形外科	・転倒後の骨折
	脳神経内科	・末梢神経障害
	歯科	・むし歯
薬物	救急科	・過量服薬 ・自傷行為 ・交通外傷
	脳外科・神経内科	・脳血管障害 ・離脱けいれん
	歯科	・むし歯
ギャンブル	救急科	・過量服薬 ・自殺企図後の外傷

2) アルコール依存症の検査所見

　本人が「転んだ」と認めているものの，なぜか手や肘ではなく，眼窩周囲や下顎部に派手な外傷がある場合，次は血液検査結果をチェックしてみてください．γ-GTPとMCVの両方が高値の場合，前者はアルコール性肝障害，後者はアルコールの過剰摂取に伴うビタミンB_{12}や葉酸の摂取不良と吸収障害を反映していると考えて間違いないでしょう．さらに多量飲酒は肝細胞内でトリグリセリドの過剰合成も誘発するため，血液検査でTG高値（時に1,000 mg/dL以上のことも！）を認めることがあります．

3) アルコール依存症の病歴

　次に病歴を確認します．同居家族がいる場合，本人に席をはずしてもらって，アルコール関連の問題がないかどうか聞いてみましょう．酩酊時の暴言や暴力などといった，酒乱傾向が長年認められる場合は，それだけでほぼ診断確定です．

　同居家族がいない場合，もう少し詳しく本人から聞きとる必要があります．アルコールは中枢神経抑制薬ですから，慢性的に飲酒している場合，日中は神経系が人工的に抑えつけられています．ところが夜，寝ている間はさすがに飲酒ができないため，アルコール血中濃度は必然的に低下します．すると早朝にかけて反動で中枢および自律神経系が興奮します．これがいわゆる**アルコールの離脱症状**です．交感神経興奮症状の代表例として，著しい寝汗や早朝高血圧がないかどうか確認してみてください．

　さらに早朝だけでなく，例えば内科や外科に入院したり，風邪をひいたりして飲酒できなくなり，アルコール血中濃度が低下すると，反動で中枢神経系が興奮し，**せん妄やけいれん発作**を起こすこともあります．さして高齢でもなく頭蓋内病変も何もないのに，それらの既往がある場合も，アルコール依存症を疑わなければなりません．

　最後に，念のため一度は頭部CTを撮っておきましょう．アルコール依存症の場合，前頭葉を中心とした脳萎縮を呈することが多く，頭蓋骨と脳実質の間にスペースが広がっています．そのため転倒をくり返して慢性硬膜下血腫を発症していても脳実質をあまり圧迫せず，自覚症状を伴わないケースが稀ではないからです．

4) 薬物・ギャンブル依存症を疑う患者の特徴

　表2にまとめました．複数該当するときは特に疑いが強まります．

　覚せい剤を慢性的に「静脈注射で」乱用している場合，最も特徴的な身体所見は注射痕です．通常は利き腕と逆側の肘窩付近に多数認め，ひどい場合は潰瘍やケロイド形成もみられます．長年乱用してきた人ほど，全身のあらゆる皮静脈を利用し，つぶしてしまっているため，点滴などの際に末梢血管を探そうとしても全く見当たらなくなっています．

　覚せい剤の乱用直後は，交感神経興奮に伴って瞳孔散大や食欲低下，急激な血圧上昇などがみられます．基礎疾患も頭部外傷歴もない若年患者が，突然脳内出血を発症した場合，薬物乱用を確認すべきです．

　女性のアルコール・薬物依存症患者には摂食障害の合併例が多く，短期間で体重が増減

表2 薬物・ギャンブル依存症を疑うポイント

依存症	所見など	特徴
薬物	視診	・瞳孔散大 ・肘窩を中心とする複数の注射痕 ・ルート確保可能な末梢血管が全くない ・極度のるい痩または肥満 ・顔面と四肢中心の打撲痕や皮下出血痕 ・前腕腹側の自傷痕（ほかの精神障害の合併→重症を示唆）
	頭部単純CT所見	・基礎疾患がない若年層のクモ膜下出血や脳内出血（覚醒剤乱用後の急激な血圧上昇）
	血液検査所見	・低カリウム血症（摂食障害に伴う自己誘発嘔吐や下剤乱用）
ギャンブル	身体所見	・乏しい
	社会的問題	・医療費未払い，支払い困難，多重債務など

します．患者はやせようとして口に指を突っ込んで吐く行動や下剤の大量乱用におよぶと，著しい低カリウム血症を呈します．さらに，リストカットなどの自傷行為や暴力的な男性との交際が止められない例も少なくありません．前腕の多数の切創痕や，全身に皮下出血痕がある場合は依存症の並存も一度は疑いましょう．

なお，ギャンブル依存症患者は通常，経済的問題以外に目立った所見がありません．

5）ニコチン依存症を疑う患者の特徴

ニコチン依存症患者は通常，10歳代後半〜20歳代にかけて喫煙を開始し，生活状況で心理的ストレスが高まるにつれて喫煙本数が増えていくというパターンを示します．身体所見としては，ヘビースモーカーでみられる「ヤニ」（通常は利き手側の第2，3指表皮に付着）以外，目立ったものはありません．呼気中一酸化炭素濃度を測定すると非喫煙者は7 ppm以下ですが，習慣的喫煙者は二桁以上で，ヘビースモーカーの場合は20〜30 ppm以上を示します．

ほかには禁煙外来で用いられる自記式のニコチン依存症スクリーニングテストである，TDS（tobacco dependence screener）があります．喫煙行動を理性的に制御できなかった過去の体験を問う内容で，全10項目中5個以上が該当するとニコチン依存症を疑います．さらに，1日の平均喫煙本数に喫煙経験年数の数字を掛けた値をブリンクマン指数と呼び，200以上が禁煙外来の対象とされています．ただし患者が35歳未満の場合，ブリンクマン指数の条件は不要です．

2 依存症患者に対する初期対応

1）アルコール依存症の初期対応

アルコール依存症が疑われる場合，まずは全身の栄養状態改善と離脱症状の管理を行います．補液する際は，Wernicke脳症予防のため，ビタミンB群の大量静注も最低1週間程

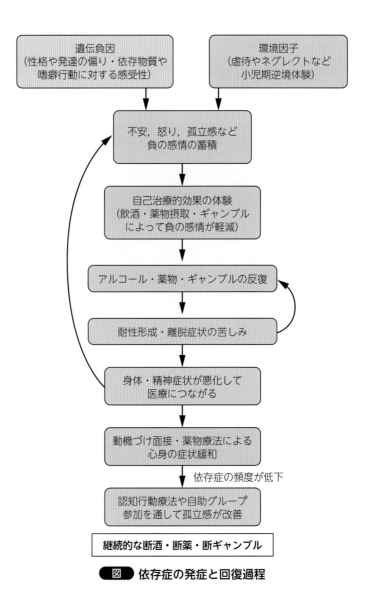

図 依存症の発症と回復過程

度は必ず並行して行ってください．ビタミンは補液本体に混注するのではなく，側管からのワンショットの方が脳血管関門を通過して脳に到達しやすく，有効です[1]．筆者は**アリナミン**®F25注を2筒，50 mLのシリンジに吸って，それに**ビタメジン**®1Vを溶かし，1日1回静注しています．

　離脱症状に対する第一選択薬はジアゼパムです．通常1回5 mg 1日3回程度から投与開始します．発汗が続いているか，脈拍や収縮期血圧が下がらない場合は5 mgずつ増量してください．嘔気が強く内服困難なら筋注で対応し，けいれん時にはジアゼパムによる呼吸抑制に注意しながら静注します．身体症状が安定化したら，依存症専門医療機関に紹介してください．

2）違法薬物に対する対応

　　まず強調しておきたいことは，覚醒剤など違法薬物の乱用が尿検査で確定したとしても，**警察に通報する「義務」は医療関係者にない**，という点です．公的医療機関であっても，公務員としての通報義務より，医師としての治療が優先されます．通報しなくても罪に問われることは絶対にありませんので，薬物依存症を診てくれる専門医療機関に患者さんを紹介してください．

3　依存症の病理を理解する

　　依存症の患者さんは遺伝負因や小児期逆境体験などの環境因子を背景に，不安や怒りなどといった，負の感情に対処することに困難を抱えています．アルコールや薬物，ギャンブルには本人の負の感情を緩和したり，短期間でも忘れさせてくれたりする心理的効果があります．それが本人にとって何より切実であるからこそ，身体的，社会的な問題が悪化していても，なかなかやめられないのです．依存症の治療は，そのような**精神病理の理解と共感**からはじまります．

　　冒頭に紹介した症例も，はじめから頭ごなしに断酒を指示したりはしませんでした．発症から回復に至る過程を図にまとめています．興味のある方はぜひ動機づけ面接など，依存症関連の参考文献に目を通してみてください．

文　献

1）Thomson AD, et al：The Royal College of Physicians report on alcohol：guidelines for managing Wernicke's encephalopathy in the accident and Emergency Department. Alcohol Alcohol, 37：513-521, 2002（PMID：12414541）

参考文献

1）「新アルコール・薬物使用障害の診断治療ガイドライン」（新アルコール・薬物使用障害の診断治療ガイドライン作成委員会/監，樋口 進，他/編），新興医学出版社，2018
2）「動機づけ面接 第3版 上」（原井宏明/監訳），星和書店，2019
3）「人を信じられない病−信頼傷害としてのアディクション」（小林桜児/著），日本評論社，2016

Profile

小林桜児（Oji Kobayashi）

神奈川県立精神医療センター 依存症診療科
専門は物質使用障害や行動嗜癖，解離性障害，パーソナリティ障害などの臨床と精神病理．特に小児期逆境体験がどのように依存症の発症に関係しているか，という点に関心があります．臨床に疲れたときは，テントを担いで山に登り，夕暮れの空を眺めたり，オートキャンプに出て黙々と焚火をしたりして気分を切り替えています．

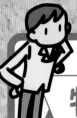

レジデントノート

特集関連バックナンバーのご紹介

2019年1月号 (Vol.20 No.15)

せん妄への不安、解決します!

現場でよく遭遇する症例の解説で、基本知識・実践的なスキルが身につく!自信をもって対応できる!

井上真一郎／編

定価 2,000円＋税
ISBN 978-4-7581-1619-0

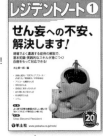

・入院患者ではよく起こることなので,非常に勉強になりました.
・せん妄の分類から具体的方策まで,タイムリーなテーマでした.研修医に限らず現場で直面して困っている問題です.

増刊2019年8月発行 (Vol.21 No.8)

ホスピタリスト直伝!
入院診療 虎の巻

"いつ""何をすべきか"がわかり、内科急性期に強くなる!

平岡栄治, 江原　淳／編

定価 4,700円＋税
ISBN 978-4-7581-1630-5

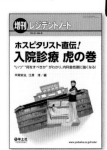

・復習にちょうどいい内容で,今まで自分がやってきたことや間違っていたことがエビデンスに基づいて解説されており,すべての項目で満足のいく内容でした.

2020年6月号 (Vol.22 No.4)

コンサルトドリル

身近な症例から学ぶ、情報の的確な集め方・伝え方

宗像源之, 山中克郎／編

定価 2,000円＋税
ISBN 978-4-7581-1644-2

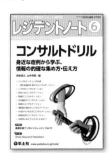

・コンサルトをすべきタイミングについてはよく耳にしますが,「このようなときにはコンサルトはいらないよ」ということについてはあまり勉強する機会がなかったので,その点が記載されてあったのがよかったと思います.

増刊2016年12月発行 (Vol.18 No.14)

救急・病棟での悩み解決!
高齢者診療で研修医が困る疑問を集めました。

臨床像の核心とその周辺がみえてくる!

関口健二, 許　智栄／編
定価 4,500円＋税
ISBN 978-4-7581-1579-7

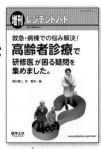

・タイトル通り困る疑問が数多く収録されていて,すぐに現場に応用できました.
・だれもが問題だと思っていてもなかなか学べないことが載っていてよかったです.

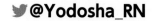

特集とあわせてご利用ください!

詳細は www.yodosha.co.jp/rnote/index.html

最新情報もチェック ➡ f residentnote 🐦 @Yodosha_RN

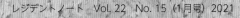

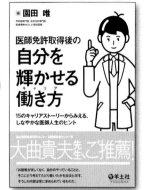

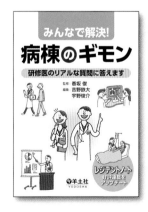

患者を診る　地域を診る　まるごと診る

Gノート

［総合診療のGノート］
General practice

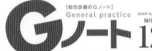

■ 隔月刊（偶数月1日発行）　■ B5判
■ 定価（本体 2,800円+税）
※ 2019年発行号の価格は
本体2,500円（+税）となります

心身症をどう診る？
心療内科医が 日常診療で
活きるスキルを伝授！

2020年12月号 (Vol.7 No.8)

内科診療の幅がグンと広がる!
心療内科的アプローチ

～これって心身症？ 患者さんの"治す力"を引き出すミカタ

編集／大武陽一，森川　暢，酒井清裕

- 特集にあたって
- 心療内科のコト，誤解してないですか？
- 意外と知らない「心身症」～ストレス関連の身体疾患
- 心理療法のキ・ホ・ン
- 心療内科における薬の使い方 ～プラセボを最大限に活かす
- コラム：家庭医が心療内科を学ぶと最強！
- 食べてないのに，データがよくならないんです！〈2型糖尿病〉
- 会議の前は常にお腹が痛くなって下痢になるんです…〈過敏性腸症候群〉
- これでもまだ太りすぎているんですよ！〈摂食障害〉
- この痛みさえよくなったら，なんだってできるんです！〈慢性疼痛〉
- コラム：病院総合医が心療内科を学ぶ意義
- 心療内科医が実践する緩和ケア
- 心身症の治療に漢方薬も使いこなします！！
- コラム：心療内科研修へのいざない

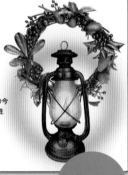

コラムはwebで全文公開中！
➡心療内科研修で学べることや，心療内科の考え方を
日常でどう活かすか，などがよくわかります！

次号予告

2021年2月号
(Vol.8 No.1)

テーマ

R：Rheumatologist たちの流儀（仮題）
～すべての内科医のためのリウマチ膠原病診療エッセンス～

編集／吉田常恭

Instagramで
ゆるーく編集日記を更新中!
（もちろん雑誌・書籍情報も！）

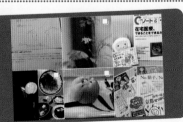

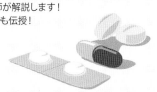
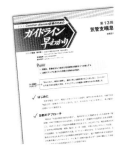
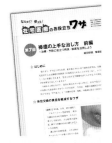
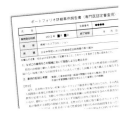
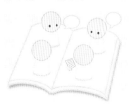
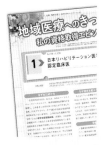
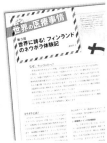

研修医も知っておきたい産業医学のキホン

平井康仁

● はじめに：研修医の皆さんへ

　21世紀の医師には「国民の命と健康を守る責務を果たす」ことが求められています[1]．これは，われわれ医師には**わが国の健康を守る責務が課されている**と読みとることができますが，どのような医師であれば，その責務を果たしているといえるでしょうか．

　本誌の読者である（今，病院で働いているであろう）皆さん，すなわち**臨床医学分野**で活躍されている皆さんは，わが国の健康を最前線で守る素晴らしい仕事をされています．間違いなく前述の責務を果たしているといえましょう．

　では，**臨床医学分野以外で働く医師もこの責務を果たしているか**を考えたことはありますか？ 今回は焦点を絞って，臨床医学分野以外の医師の代表として産業医学分野の医師を例にあげ，**産業医学分野の医師はわが国の健康を守る責務をどのように果たしているか**を考えていきたいと思います．

　…とはいえ，いきなり産業医学といわれてもイメージが湧きにくいでしょうから，皆さんが一番身近に感じる臨床の場面から順を追って考えていくことにしましょう．最初は，医師が患者を治療する場面です．

● 臨床現場から産業医学をイメージする

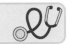

臨床現場において必要とされるものは？

　治療場面での一番の関心事，それは医師である皆さん自身が目の前の患者の病気を確実に治療するためにはどうしたらよいか，ということでしょう．そこで質問です．

　皆さんは医師として，**病気との戦いに勝利するための条件**とは何であるかを考えたことがありますか？（※1）

　「戦い」について考えるわけですから，重要になるのは先人が積み重ねてきた歴史です．過去の戦いの歴史を紐解くことで勝利するための条件がみえてきます．実は，戦いに勝利するための条件にはいくつかの共通点があることがわかります．ここでは2つの例をあげてみたいと思います．

❶ 圧倒的な組織力

　例えば古代ギリシアの重装歩兵による密集陣形や，長篠の戦いでの鉄砲三段撃ちなどがあげられます．

❷ 圧倒的な技術力

　例えばヒッタイトにおける鉄の技術や，遊牧民族の騎馬技術などがあげられます．

　これを私たち医師と病気との戦いに当てはめて考えてみると，**優秀な指導医による的確な指示や優れたチームワーク（組織力），そして個々人の優れた医療技術（技術力）が重要である**ことを示唆しています．

　一方で戦いにおいてはこのような格言も知られています．「**プロは兵站を語り，素人は戦略を語る**」と．戦いにおいては戦略，すなわち的確な指示や優れた技術，優れた医師が重要であることは議論の余地がありません．しかしながら，より優秀な指揮官はそれだけではなく，**兵站にも気を配る**，ということを示しています．では，兵站とは何でしょうか．

（※1）「戦い」という言葉を使いましたが，私は，医師が病気を治療する行為を "病気との戦い（局地戦）" だと捉えています．例えば，胃がんの患者というのは "がん" という勢力から攻撃されている一般人です．それに対して医師（および病院や医療従事者）のみが，その勢力に対抗することができます．時と場所を問わず，あらゆるところで戦いは起こっています．

🖊 兵站とは何か？

　兵站とは簡単にいってしまえば**物資や食料**のことです．医療におきかえれば，マスク，メス，電気，注射針などを毎日決して絶えることなく補給し続けることであるといえます．地味に思えるかもしれませんが，前述の格言はこれこそが実は何よりも重要であることをあらわしています．

　例えば，私たちの大先輩である手塚治虫 先生が著された『ブラック・ジャック』にも兵站がテーマと考えられる「ストラディバリウス」というストーリーがあります．できれば読んでいただきたいので，詳しく紹介することは控えておきますが，この「ストラディバリウス」では，例えブラック・ジャックであってもよい手術道具がないと適切な対応ができないことが描かれています．

　そして，今回起こった新型コロナウイルス対策におけるマスク品薄騒動．これも兵站問題の1つとして表面化したものといえます．

🖊 臨床場面における兵站を想像してみる

　具体的に臨床場面における兵站を想像するために，例えば点滴セットを病院に補充することに着目してみましょう．病院にいると医療機器メーカーから点滴セットを購入するところしか見えません．それに皆さんは注文すれば届くのが当たり前と思っていませんか？

注文したら必要な量がすぐに届くことがどれだけすごいことか! 考えてみたことはありますか?

　ここでは病院から注文を受けた**医療機器メーカーの視点で考えてみましょう**. 医療機器メーカーは点滴セットを製造するための材料を**化学メーカー**などから購入します. 材料を購入するとそれらは**物流**によって医療機器メーカーの倉庫に運ばれ, 病院に納品するときも物流によって運ばれます. 経路も海路, 空路, 陸路などさまざまで, **船舶, 飛行機, トラック**などによって運ばれます. その動力源は**電気**や**石油**であり, 電力会社や石油会社から購入します. そして飛行機にもトラックにもついているタイヤは**タイヤメーカー**から購入しています.

　点滴セットを病院に納品するだけでも, ざっとあげただけでその裏にはこれだけ多くの人がかかわらないといけないのです.

　いよいよ本題に近づいてくるのですが, これら医療機器メーカー, 化学メーカー, 物流, タイヤメーカーなど, 病気との戦いにおける兵站に携わる企業で勤める**社員の健康を第一線で守っているのが産業医学の現場**なのです (もちろん産業医学の現場はこのような臨床医学に携わる企業に限りません. 金融, IT, 建設など, あらゆる企業の健康を第一線で守っています). **産業医学とは臨床医学の現場を影で支えることも含めて, わが国の健康を守る責務を果たしているといえるのです.**

　もちろん臨床医学の"兵站"に携わる際には, 鮮やかな外科手術のような, 例えるなら名将ハンニバルのような派手さはありません. しかし一方で, 兵站の問題によって敗北した例はナポレオンをはじめ, 枚挙に暇がないことからもその重要性がわかるかと思います.

　このような目線でみていくと, 産業医学の現場がおもしろくみえてきませんか?

● 産業医の超かんたんな歴史

　さて, それではここで日本全体を影で支え続けている産業医学の歴史を, 皆さんも最も興味があるであろう**産業医**の歴史を中心として, 超かんたんに振り返ってみましょう.

✏️ 工場医の時代

　今でこそすべての業種に選任することが義務づけられている産業医ですが, 実は最初からすべての業種で産業医を選任していたわけではありません. さらにいえば, 日本全体の健康を守ることを目的として選任されたわけでもありませんでした.

　産業医のはじまりは, 「**工場医**」という名前で1939年に大規模な工場を対象として医師の選任が義務化されたことであるといわれています[2]. そしてその目的も「工場における結核蔓延防止による軍需産業の生産性向上」という, まさに戦時中ゆえの思想から生まれたものであったわけです〔とはいえ, 兵站を (あるいは戦いを) 重視する, という視点か

ら考えれば,「工場医」投入による生産性向上というのは理にかなった発想でもあります].

 産業医の時代

　その後,現在の産業医という名前がうまれたのは戦後しばらく経った1972年のことです.1972年というのは少々イメージしづらいですね.いくつか情報を補足していきたいと思います.

　まず1972年の少し前,1955～1970年ごろまでは**高度経済成長期**でした.年経済成長率10％という信じられないほどの経済成長が続いた時期です.この高度経済成長は1ドル360円という固定レートや朝鮮戦争特需などのさまざまな要因で引き起こされたものでした.それが,変動相場制の導入やオイルショックなどによって終わりを迎え,低成長の時代へと移り変わります(念のためですが,高度経済成長とバブル経済は別物です.バブル経済というのは1980～90年代に起こった好景気のことです).

　このような高度経済成長期の1960年代は「つくれば売れる」といった時代でした.ですから,会社の雰囲気というのも,「とにかく大量にモノをつくれ!売れ!」のような感じだったわけです.見た目には華やかなわけですが,こういう時代は環境影響とか労働者保護とかそういうことまで気が回らなくなってしまいます.そのため引き起こされた負の側面が,四大公害の表面化(裁判提訴1967～1969年)[3]や,職業性疾病,労働災害の多発などです[4].

　徐々に高度経済成長の負の側面が明らかとなってきた1960年代後半ですが,そのほかにも死亡災害が特に多い時代でもありました.これらを含むさまざまな要因から,1972年に労働安全衛生法が公布され,産業医がはじめてうまれました.このときから産業医は**会社の指揮下において仕事をするのではなく,独立した**専門医学的立場から,**健康管理**を行ったり,危険性や安全性について**助言・勧告**したりすることが求められるようになったのです.

産業医の役割と専門性

　さて,それではここからは"その"**産業医が普段,何をしているのか**について,お話していきたいと思います.しかし,医学部の講義などで話してみてもイマイチ何をしているのかよくわからない,想像できない,といわれるのが産業医です.その"わからなさ"の理由についても説明したいと思います.

表 ● 産業医の職務

> 1. **健康診断**及び**面接指導**等の実施並びにこれらの結果に基づく労働者の健康を保持するための措置に関すること.
> 2. **作業環境**の維持管理に関すること.
> 3. **作業**の管理に関すること.
> 4. **労働者の健康管理**に関すること.
> 5. **健康教育**, 健康相談その他**労働者の健康の保持増進**を図るための措置に関すること.
> 6. **衛生教育**に関すること.
> 7. 労働者の健康障害の**原因の調査**及び**再発防止**のための措置に関すること.
>
> 　産業医は, 少なくとも**毎月1回作業場等を巡視**し, 作業方法又は衛生状態に有害なおそれがあるときは, 直ちに, 労働者の健康障害を防止するため必要な措置を講じなければならない.

文献5をもとに作成.

産業医の仕事

　これは法律で決まっていますし, 国試にも出ますから, 皆さんもご存知かもしれません. ここでは, 日本医師会の「認定産業医」に関するWebsiteを参考にしましょう[5].

　よく5管理とか3管理とかいわれますが, それを文字にすると**表**のようになるわけです.

事例形式で考える

　「**表**をみてもさっぱりわからない！」という皆さん, そうだと思います. もう少しわかりやすいところから説明していきましょう.

　おそらく事例形式の方がわかりやすいと思うので, 以下に具体例をあげてみました. もちろんですが産業医面談のシチュエーションです.

❶ 健康診断の事後措置

職員：50歳代, 男性（A課長）.
面談理由：先月の健康診断においてⅢ度高血圧であったため, 面談が必須と産業医が判断.
経過：昨年はⅡ度高血圧であり, 保健師から受診勧奨の連絡をしたが, 連絡がつかなかったとの記録あり. 本人は「産業医面談は忙しいから受けたくない」といっている.

さて皆さん, 次の質問に答えてください.

> 問1. A課長の産業医面談が必須であると判断された1番の理由は何でしょうか？
> 問2. A課長と面談した際,「私は絶対受診しない」といわれたら取るべき措置は何でしょうか？

　よろしいですか？ では, 解答です. 間違いと正解を示していきますから, 参考にしてください.

答1. × 「A課長の生命に危険が迫っているから」

これはよくある間違いです．もちろんそういった視点がないとはいいません．医学的見地から必要な判断はしますし，受診も勧めます．しかしながら，わざわざ産業医面談をする，ということはそこに何らかの**目的がある**わけです．

それは「この状況では**危なくて働かせられないので**，なんとか受診して血圧を下げてほしい」ことを伝えて，**受診してもらう**ことです．すなわち，会社として危なくて働かせられないから，状況を改善してこれからも働いてもらうために面談する，という流れになります．正解はこちらです．

答1. ○ 「A課長が会社で安全に働ける状況にないから」

産業医は，「この労働者が**安全に働けるかどうかをジャッジする**」立場にあります（これが**健康診断の事後措置**です）．ですから，以下のように労働者を受診につなげるための動きをします．

安全に働けない → 受診すれば大丈夫であろう → 面談で伝える → 受診してもらう

皆さんの臨床の常識とは大分かけ離れているのでイメージが湧きにくいかもしれませんが，わざわざこんなことを書くのは次の問2につながるからです．

答2. × 「産業医などが近くのクリニックまで同行し，無理にでも受診させる」

これも臨床をやっていると間違えやすい考えです．産業医学は「よかれと思って」は通じない世界です．無理やり受診させたりするのは倫理的な問題が生じるため，選択肢ははじめから次の2つしかありません．

a. 自らの意志で受診する
b. 自らの意志で受診しない

aなら問題はありませんが，bのようなケースの場合は以下の対応が求められます．

b-1. 人事や職場と相談して今後の対応を検討する
b-2. すぐに働き方へ一定の制限をかける（深夜勤務不可，車の運転不可など）

くり返しますが，産業医にとって最も重要な**判断基準は「この人が安全に働けるかどうか」**です．今のA課長の健康状態は危険な状態が続き，安全に働けないとされているわけですから，このような状態であれば会社として何らかの対応を検討していく必要があるわけです．ですから，正解は以下のようになります．

答2. ○ 「A課長の働き方へ一定の制限をかける」

この事例を読んでみていかがでしょうか.

「え，じゃあそんなに臨床の知識いらないんじゃない？」と思われるかもしれませんが，そんなことはありません．次の事例も産業医の重要な仕事の1つです.

❷ 健康相談

職員：40歳代，女性（B課長）.
主訴：1年位前から心臓の脈が飛ぶことがある．昨日昼ごろろれつが回らないことがあった．
　　　今朝から熱っぽい気がする．風邪かもしれない.
面談理由：本人希望により産業医面談.
経過：主訴の通り.

さて皆さん，次の質問に答えてください.

> 問3．B課長に対して産業医はどのように考え，伝えるべきでしょうか？

こちらの方が臨床経験のある皆さんなら簡単でしょうか．正解はこちらです.

> 答3．○「(不整脈の既往があって，ろれつが回らないことが一時的にあったということ
> は，TIAが疑われるな…) この近くにX病院とY病院という大きな病院があり
> ますが，どちらかにかかったことはありませんか？ どちらも脳外科，神経内
> 科，循環器内科などが揃っていて，ちょうどX病院は脳外科，Y病院は神経内
> 科の外来をやっているので，すぐに受診したほうがよいです」

この解答のポイントとしては産業医がある程度**交通整理**をしながら，**患者の希望**を汲みとりつつ，**最適な医療機関を紹介**していくことです．こういうときに臨床の知識が欠けていると，「心臓だから循環器？」とか「熱っぽいなら内科？」とかズレた判断をして，本人の健康や会社に損害を与えてしまいます.

ですから，産業医にも最低限の医療知識は必要です．病気と緊急性と診療科などがリンクする程度でまずは構わないと思いますので，初期研修をしっかりやることが大事になってきます.

ほかに仕事はないのか？ と思われる方のために最後にもう1つ紹介したいと思います.

❸ 衛生委員会

これは産業医の仕事のなかでも最も重要な仕事といってもよいかもしれません.

衛生委員会とは「労使（経営者と労働者）が協力して会社の衛生を高める」ために開催される会で，産業医は必ず委員になるように法律で決まっています．そしてこの衛生委員会で決まったことは，かなり強い影響力をもつことになります.

このような会議において産業医は**医学的見地**から適切な判断などを**助言・指導**することが求められます（ここもよく間違われるのですが，**産業医が決めるのではなく，衛生委員**

会における合議によって決まります）．あらかじめ議題が決まっていて産業医が用意して助言することもあれば，突然「これについて教えてほしい」と意見を求められることもあります．そのため，事前に資料を準備したり，日頃から知識をアップデートしておく必要があります．

なぜ産業医の仕事はわかりづらいのか

このような仕事をしているのが産業医なのですが，やはりわかりづらい点があると思います．それは，会社によって産業医に求める業務が全く異なるためです．ある会社では「とにかく衛生委員会を活発化したいから，まずはそこを重点的にお願いします」と依頼されることもあれば，別の会社では「制度は整っているのですが，不調者が多く面談者が多い状態が続いています．まずは面談をお願いします」と面談中心に依頼されることもあります．

もちろん法令を守りながら仕事はするのですが，その仕事内容というのが会社によってものすごく濃淡があるのです．そういった理由で産業医の仕事はわかりづらいと思われているのかもしれません．

おわりに：産業医学・産業医に少しでも関心をもった方へ

産業医学というのは予防医学実践の最前線です．また，最近興味がある医師が特に増えてきている分野であるともいわれています．そこで最後に，これから産業医になることを目指される方にアドバイスです．

❶ 師匠を作ろう

産業医学の医局に入るでも何でもよいです．産業医をやっている先輩に指導してもらうのもよいでしょう．また，最近は産業医の勉強会もたくさん立ち上がっているようなので，そこで探すのも手かもしれません．ほかにも常勤産業医として勤務して優秀な衛生管理者や産業保健スタッフの人に指導してもらうパターンもあります．

いきなり産業医として独立するのは，後期研修も経ずに独立開業するようなもので，あまりにも危険です．まずは師匠に習いながら，産業医学の実践について学ぶとよいでしょう．

❷ エビデンスの神格化をやめよう

エビデンスは大事です．知っている必要はもちろんあります．しかしながら，エビデンスを突きつけたところで相手は納得しません．医学的には間違っている選択だとしても，その人にとっては大切な選択だったりすることはたくさんあります．そこで必要なのがアートの力です．

是非，エビデンスとアートの調和を"あなた"なりに表現するようにしてください．それがあなたの産業医学に対する「哲学」のあり方だと思います．

【コラム】

今回，兵站というおよそ聞き慣れない言葉を織り交ぜながら解説をしましたが，兵站は英語だと何になると思いますか？ 正解は，『Logistics』です．こちらの方が聞き覚えがあるのではないでしょうか．最近では「ロジスティクス革命」などの言葉を聞くことがあると思いますが，物流関連でよく使われる言葉です．

このように軍事関連の言葉が一般の言葉として使われることは大変よくあります．最近では意思決定プロセスの OODA，という言葉も一般的になりつつありますね．

文　献

1）文部科学省：21世紀の命と健康を守る医療人の育成を目指して（21世紀医学・医療懇談会第4次報告）
 https://www.mext.go.jp/b_menu/shingi/chousa/koutou/009/toushin/990401.htm
2）大久保利晃：産業医と勤労者医療．日本職業・災害医学会会誌，51：95-100, 2003
3）環境省：第1節 四大公害裁判の教訓．「昭和48年版環境白書」，1973
 https://www.env.go.jp/policy/hakusyo/s48/1122.html
4）堀江正知：産業医と労働安全衛生法の歴史．産業医科大学雑誌，35：1-26, 2013
5）日本医師会 認定産業医：産業医とは．
 https://jmaqc.jp/sang/occupational_physician/

Profile

平井康仁（Yasuhito Hirai）

平井康仁産業医事務所 代表．産業医事務所代表やコンサルティング会社代表取締役社長などをつとめる．資格に産業医 / 労働衛生コンサルタント（保健衛生）/ 博士（医学）/ 社会医学系指導医 / 大学非常勤講師 / 日本産業衛生学会 関東地方会代議員など．Twitter や note などにて産業医学関連の情報共有も積極的に行っている．

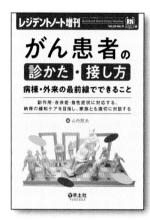

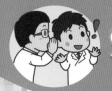

臨床検査専門医がコッソリ教える… 検査のTips!

シリーズ編集／五十嵐 岳（聖マリアンナ医科大学 臨床検査医学講座）

第46回　超音波プローブ，清掃&消毒しなきゃダメ!?

鯉渕晴美

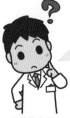

先生，先日上級医の先生に超音波検査のトレーニングをしていただいたのですが…検査後の超音波プローブをそのままにしておいたら，怒られてしまいました．確かにきれいではなさそう…とは思いますが，そんなに汚いものですか!?

研修医 臨くん

臨くん，それは上級医の先生の言うとおりで，検査後の超音波プローブって，すごーく汚くて…きちんと拭かないと大変なことになっちゃうよ．例えば，どんな菌が付着していると思う？

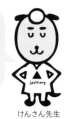

けんさん先生

解 説

● 超音波プローブってそんなに汚いの？

　　検査を行うごとに超音波プローブの表面は無数の細菌で汚染されるんだ．ある研究では，検査後の超音波プローブに付着する細菌で一番多かったのはcoagulase-negative *Staphylococcus*で，それに続き，*Corynebacterium* species，*Bacillus* species，*Staphylococcus aureus*が分離されたんだ[1]．これらはほとんどが皮膚の常在菌なのだけれど，**プローブ表面に付着したゲルをペーパータオルなどで拭きとるとその数は激減し，さらにアルコール含有紙で拭きとるとほぼ0となる**んだよ（図）．

● プローブに付着した菌はどうなる？

　　また，プローブに付着した細菌は次の患者へ伝播する可能性があるんだ．ペーパータオルで拭きとるだけでも伝播する数は激減するけど，さらにアルコールで拭きとったプローブからは細菌はほとんど伝播しなかったんだ．ちなみに伝播する細菌の種類はプローブに付着した細菌とほぼ同じで，皮膚の常在菌がほとんどだったよ．でも，皮膚の常在菌が伝播するということは院内感染で重要になる多剤耐性菌も伝播するということだよね．つまり，**使用後のプローブは何らかの処置をしないと超音波検査が院内感染の原因になってしまう恐れがある**んだ．

● じゃあ，検査使用後の超音波プローブはどのように消毒したらいいの？

　　「検査使用後に毎回アルコールで拭いたらいいのかな？」と思うかもしれないんだけれど，それはかえってよくないことになるんだ．というのも，**超音波プローブは頻回にアルコール消毒すると早く壊れてしまう**んだよ．もう一度，図を見てごらん．ペーパータオルで拭きとるだけでもプローブの表面に付着している細菌の数は激減しているでしょう？このように，検査後にペーパータオルで拭きとることを習慣にするだけで汚染を防ぐことができるんだよ．だから，**どんな**

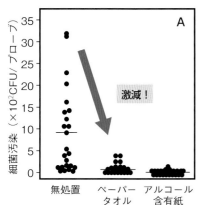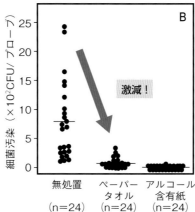

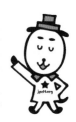 **図** プローブに付着した
細菌の数の変化
A）頸部検査後，B）腹部検査後.
文献 1 より引用.

に忙しくても 1 患者の検査終了時にはプローブをペーパータオルで拭きとり，表面のゲルを完全
に除去しよう．ただし，多剤耐性菌保菌者の検査後や，1 日の検査終了時にはアルコール含有紙
やそれに準ずる消毒薬含有紙で拭きとるとよいよ！

注：本稿執筆当時の SARS-CoV-2 感染拡大の状況下において，当院ではプローブの消毒に関して「1 患者
の検査終了時に消毒薬含有紙で消毒する」としています．この際，選択する消毒薬の種類は，超音
波機器メーカーの取扱説明書を参照してもらいたいのですが，当院では「第四級アンモニウム塩」を主
成分とする消毒薬含有紙を使用しています．

超音波プローブは細菌伝播の媒介になりうるので，検査終了後はペーパー
タオルでプローブ表面を拭きとり，表面に付着したゲルを完全に除去し
よう！ ただし，頻回のアルコール消毒はプローブの劣化を早めてしまう
ので，1 日の検査終了時や多剤耐性菌保菌者の検査の後など，限られた
ときのみにしよう！

参考文献　　1）Hayashi S, Koibuchi H, et al：Evaluation of procedures for decontaminating ultrasound probes. J Med Ultrason（2001），
39：11-14, 2012（PMID：27278699）

※日本臨床検査医学会では，新専門医制度における基本領域の 1 つである臨床検査専門医受験に関する相談を受け付けています．専攻医（後期
研修医）としてのプログラム制はもちろん，一定の条件を満たすことができれば，非常勤医師や研究生としてカリキュラム制でも専門医受験資
格を得ることが可能です．専攻した場合のキャリアプランならびに研修可能な施設について等，ご相談は以下の相談窓口までお気軽にどうぞ！！
日本臨床検査医学会 専門医相談・サポートセンター E-mail：support@jslm.org

※連載へのご意見，ご感想がございましたら，ぜひお寄せください！ また，「普段検査でこんなことに困っている」
「このコーナーでこんなことが読みたい」などのご要望も，お聞かせいただけましたら幸いです．rnote@yodosha.co.jp

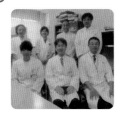

今月のけんさん先生は…
自治医科大学臨床検査医学講座の鯉渕晴美
でした！
自治医科大学臨床検査医学の研修では特に
超音波検査研修が充実しており，臨床検査
専門医と超音波専門医のダブル取得をめざ
します．見学，お待ちしてます！

日本臨床検査医学会・専門医会 広報委員会：
五十嵐 岳，上蓑義典，江原佳史，尾崎 敬，木村 聡，久川 聡，
高木潤子，田部陽子，千葉泰彦，常川勝彦，西川真子，
増田亜希子，山本絢子

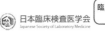 日本臨床検査医学会
Japanese Society of Laboratory Medicine

日本臨床検査専門医会

臨床検査専門医を
目指す方へ

症例から深めるBasic Lab
Clinical Laboratory Problem Solving

シリーズ編集／濱口杉大（福島県立医科大学 総合内科）

> 何となくで出しがちな基本検査，その所見を症例の流れからどう解釈するか？ 総合内科医の目のつけどころを紹介します．

第10回
原因不明の発熱と肝機能障害で紹介となった20歳代後半・妊娠34週の女性
（その2）

中本洋平

【症例】前回までの要約

　当院転院時，妊娠34週1日（初産婦）．発熱，肝機能障害にて市中病院Aから当院産婦人科に転院となった．

　生来健康で特記すべき既往もない．妊娠後は特に問題なく経過していたが，1カ月前の妊娠30週から徐々に倦怠感と右頸部痛を自覚した．その後かかりつけの産婦人科を受診し，感冒として葛根湯，クラリスロマイシン内服を5日分処方されたが症状の改善はなかった．転院15日前に近医内科にて肝機能障害を指摘されたが，高血圧や蛋白尿は認められなかった．転院8日前，悪寒と37.5℃の発熱，両下腿にピンク色の掻痒のない皮疹を認めた．皮疹は3日ほどで改善したが，微熱は継続し食欲不振を伴った．転院4日前に右頸部痛に対して市中病院Aの耳鼻科を受診したが原因ははっきりせず，肝機能障害が悪化していたため，同院消化器内科に紹介，入院精査となった．肝機能障害悪化のため大学病院での精査加療が望ましいと考えられ，当院産婦人科に紹介・転院となり，総合内科へ原因精査目的に紹介となった．肝機能障害が妊娠固有の合併症である可能性は低いと考えられたが，胎児は十分に成熟していたことから当院入院2日目に誘発分娩され，引き続き肝機能障害を原因精査する目的で総合内科へ転科となった（表1）．

解説

　ALP（alkaline phosphatase），γ-GTP（γ-glutamyl transpeptidase）は胆道系酵素と呼ばれ，肝胆道系疾患により数値が変動するため肝機能障害の原因を考えるうえで参考になる．また，そのほかの胆道系酵素としてはLAP（leucine aminopeptide）などがある．

　ALPやγ-GTPは障害を受けた肝細胞からの逸脱酵素ではなく，胆汁うっ滞などの刺激で産生亢進する酵素である．特にALPは肝臓以外の臓器でも産生されており，肝由来か骨由来か

表1 ● 転科時（入院2日目）までの検査結果時系列

	入院4日前	入院2日前	入院日	入院2日目
AST（IU/L）	384	781	1,476	703
ALT（IU/L）	407	797	1,176	777
LDH（IU/L）	575	853	1,712	1,003
ALP（IU/L）	340	492	635	710
γ-GTP（IU/L）	25	43	59	64
Tbil（md/dL）	0.5	1.1	3.8	3.8
Dbil（md/dL）	0.2	0.7	2.4	2.8

ALPアイソザイムはALP1，ALP2が優位に増加していた．

を見分けるためにはアイソザイムの測定が比較的有用である．アイソザイムと主な産生臓器を以下に示す．

● ALP1：肝臓
● ALP2：肝臓，特に薬剤で誘導
● ALP3：骨
● ALP4：胎盤（妊娠30週以降）
● ALP5：小腸，脂肪食摂取後に血液型BとO型で増加あり
● マクロALP：免疫グロブリンが結合したALPで代謝されにくい．通常は認めない

　骨型ALP（ALP3）は骨芽細胞が骨形成を行うときに上昇する．多発性骨髄腫では骨髄腫細胞からIL-1（interleukin-1），TNF（tumor necrosis factor）RANKL（receptor activator of NF-κB ligand），MIP（macrophage inhibitory protein）を代表とするサイトカインが放出され，破骨細胞を活性化して骨溶解をおこす．一方，これらのサイトカインは骨芽細胞の活性を抑制し骨形成を妨げる．従って多発性骨髄腫では溶骨性病変をつくりながらもALPは上昇しないことが多い．

　本症例ではALPアイソザイムはALP1，ALP2が優位ということから肝疾患に由来するALPであるとわかる．肝疾患の場合はALPだけでなくトランスアミナーゼ（AST，ALT），γ-GTP，ビリルビンの増加を伴っていることが多いが，肝内沈着性疾患などは増加がわずかなこともあるため注意が必要であり（表2），ALPが単独で増加しているときはアイソザイムを確認して原因臓器を推定することが重要となる．

　γ-GTPは肝臓の毛細胆管細胞や腎臓の尿細管で産生されるが，血中濃度に反映されるのはほとんどが肝臓由来である．ALPと同様に胆汁うっ滞などの刺激で産生亢進するため，多くの場合でALPとγ-GTPはいずれも増加する．

　γ-GTPが単独で増加しているときは次のような原因を考える[1, 2]．

表2 ● ALP単独上昇時に注意したい疾患

肝内沈着性疾患
・アミロイドーシス
・ヘモクロマトーシス
・悪性腫瘍 (リンパ腫, 白血病など)
・粟粒結核
・肉芽腫性疾患 (サルコイドーシス, 血管炎など)
肝疾患
・原発性胆汁性胆管炎
・原発性硬化性胆管炎

● アルコール摂取：産生亢進，分解抑制により高値になる
● 薬剤（フェニトイン，バルビツールなど）：産生亢進などによる
● 膵疾患 ⎫
● 悪性腫瘍 ⎪
● 心筋障害 ⎬ 機序はよくわかっていない
● COPDなどの肺疾患 ⎪
● 糖尿病 ⎭
● 正常高値：特に原因がなくても高値となる場合がある

　なかでもアルコール摂取はほかの肝胆道系酵素が正常であっても，γ-GTPのみが高値となっている場合が多い．肝臓でのアルコールによる酸化作用に対して，γ-GTPは抗酸化酵素として誘導されるためであると報告されている．
　肝細胞障害が生じた場合，やがて肝内胆管にも炎症が及ぶため，時間差をもってγ-GTPが上昇してくることが知られている．
　本症例の血液検査時系列から，当初基準値上限程度だった胆道系酵素はトランスアミナーゼに遅れて増加傾向となっていることがわかり，肝細胞障害に伴う肝内胆道系の障害が原因と推察できる．

Column

参考症例：高ALP血症の原因は？

　83歳男性．4年前に骨髄異形成症候群と診断され血液内科に通院し，難治性の貧血であったため輸血依存となっていた．全身状態に特記すべき変化はないが，半年前から定期検査で肝機能障害が出現したため消化器内科へ紹介になった．ウイルス性肝炎や自己免疫性肝胆道系疾患は否定的で，CTでも異常所見はなかった．ウルソデオキシコール酸が処方されたが改善しなかったため，当科に紹介となった．紹介後，薬剤性の胆汁うっ滞も考え，原因となりうる薬剤を中止としたが改善はなかった．
血液検査：WBC 4,300/μL, Hb 7.5 g/dL, Ht 28.3％, Plt 16.4万/μL, AST 24 IU/L, ALT 46
　IU/L, LDH 274 IU/L, ALP 976 IU/L, γ-GTP 56 IU/L, Tbil 0.9 mg/dL, ALPアイソザイム
　はALP 1，ALP 2優位

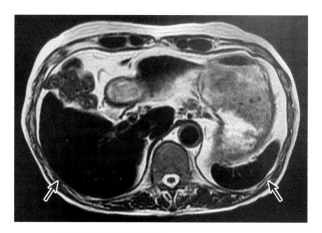

図1 ● MRI T2強調像
肝臓と脾臓全体が低信号で鉄の沈着が疑われる.

　トランスアミナーゼはほとんど上昇していないにもかかわらず，肝臓由来のALPであるALP1とALP2が増加していることから肝内沈着性疾患の可能性が高かった．追加で提出したフェリチンは18,790 ng/μLと著明に高値であったことからヘモクロマトーシスが鑑別にあがった．MRI（鉄沈着評価処理）でも肝臓と脾臓全体に鉄沈着と思われる所見を認めた（図1）．頻回な輸血歴もあったことから続発性ヘモクロマトーシスと診断し，血液内科で鉄キレート剤が開始された．

　赤血球輸血に関連する続発性ヘモクロマトーシスは，輸血による鉄過剰が原因で発症する．20単位以上の輸血で鉄過剰症のリスクが上昇するため，鉄過剰になっていないか鉄動態を定期的に評価する必要がある．また鉄過剰症の場合は臓器障害の予防や進行抑制のための鉄キレート剤投与が適応になる．

症例のつづき

　原因精査のため前医ですでに確認されていた項目も含めて再度検査を行ったところ，抗核抗体が160倍となったこと以外に有意な所見はなかった（表3）．トランスアミナーゼは引き続き改善傾向であったが，胆道系酵素は増加傾向のままであった．

追加検査：破砕赤血球なし，セルロプラスミン68.7 mg/dL（基準値21〜37 mg/dL），尿中Cu 0.14 μg/mgCr（0.2 μg/mgCr以上でWilson病が疑われる），**ANA再検160倍（homogeneous）**，抗平滑筋抗体陰性，抗LKM-1抗体陰性，抗ミトコンドリアM2抗体再検陰性，抗DNA抗体陰性，抗Sm抗体陰性，抗U1-RNP抗体陰性，抗SSA抗体陰性，抗SSB抗体陰性，抗ARS抗体陰性，抗Jo1抗体陰性，PR3-ANCA陰性，MPO-ANCA陰性，CMVアンチゲネミア陰性，パルボウイルスIgM再検陰性，HHV-6-DNA陰性，可溶性IL2受容体3,270 U/mL，フェリチン再検1,798 ng/mL，ACE 23.1 IU/L

表3 ● 入院4日目までの検査結果時系列

	入院4日前	入院2日前	入院日	入院2日目	入院4日目
AST（IU/L）	384	781	1,476	703	647
ALT（IU/L）	407	797	1,176	777	656
LDH（IU/L）	575	853	1,712	1,003	1,101
ALP（IU/L）	340	492	635	710	1,180
γ-GTP（IU/L）	25	43	59	64	263
Tbil（md/dL）	0.5	1.1	3.8	3.8	4.2
Dbil（md/dL）	0.2	0.7	2.4	2.8	3.1
尿ウロビリノーゲン	―	―	±	±	±
尿ビリルビン	―	―	2＋	2＋	2＋
Hb（g/dL）	11.3	10.9	11.2	9.4	11.1
そのほか	破砕赤血球は認めない				

解説

　ALP，γ-GTP，ビリルビンは引き続き増加している．肝機能障害によるALP，γ-GTPの増加はトランスアミナーゼに遅れて改善傾向となるため経過に矛盾はないが，ほかの疾患が併存している可能性もあるため，ビリルビンの経過から他疾患の合併がないかを確認してみたい．

　ビリルビンはトランスアミナーゼ，ALP，γ-GTPと異なり，肝細胞・胆管細胞から逸脱・分泌される物質ではなく，ヘモグロビンの代謝産物である．主に脾臓でヘモグロビンからビリルビンに分解された後，肝細胞に取り込まれグルクロン酸抱合され水溶性となり，肝内胆管へ分泌される．このような代謝経路から，ヘモグロビン増加の原因とその際の検査値の特徴は以下のように考えるとよい．

- ① ビリルビンの産生過剰（溶血）：間接ビリルビン↑，トランスアミナーゼ→
- ② 肝細胞への取り込み障害・抱合障害：間接ビリルビン↑，トランスアミナーゼ→ or ↑
- ③ 肝細胞からの排泄障害：直接ビリルビン↑，トランスアミナーゼ→ or ↑
- ④ 胆管うっ滞や肝細胞障害による血管内への漏出：直接ビリルビン↑，トランスアミナーゼ↑

　臨床では①と④の病態に遭遇することが多い．健診などで偶然発見されるビリルビンのみ高値（isolated hyperbilirubinemia）の場合は①の溶血性貧血と，②と③の病態である体質性黄疸（Gilbert症候群の有病率は10％ともいわれている）の可能性を考える．それらの鑑別のポイントは以下である[3]．

- 直接ビリルビンの増加がない（総ビリルビンの15％以下，もしくは0.3 mg/dL以下）場合は溶血を考慮
- 貧血の進行，ASTやLDHの増加も溶血を考慮
- 破砕赤血球を認める場合は血管内溶血を考慮

- 間接ビリルビンの増加は血腫を考慮
- 直接ビリルビンの増加がある場合は胆汁うっ滞や，溶血との合併も考慮
- 絶食によりビリルビンが高値になる場合は体質性黄疸を考慮
- 溶血や体質性黄疸のみでは総ビリルビンが5 mg/dL以上になることは稀であり，ほかの病態の合併を考慮

尿所見もビリルビン高値の鑑別に有用である．胆管から腸管に排泄されたビリルビンは腸管内細菌叢などの働きにより，ビリルビン→ウロビリノーゲン→ステルコビリンとなって便として排泄されるが，ウロビリノーゲンは一部小腸から吸収され腎から排泄される．またビリルビンの増加により，ビリルビンの尿中排泄量も増加する．したがってこれらは以下のような関係となる．

- 溶血によるビリルビン産生過剰：腸管への排泄が増えるため，尿ウロビリノーゲン増加
- 胆汁うっ滞による腸管へのビリルビン排泄低下：血中へ漏出する量が増えるため，尿ビリルビン増加

本症例ではALPやγ-GTPの増加とともに直接ビリルビン優位のビリルビン増加を認め，尿ウロビリノーゲン増加がないことから，胆汁うっ滞，もしくは肝細胞障害による血管内へのビリルビンの漏出が生じていると考えられる．また貧血はあるものの進行はなく，破砕赤血球も認めないこと，ASTやLDHもほかのトランスアミナーゼとともに改善してきていることから，溶血が合併している可能性は低い．

肝内胆汁うっ滞に伴う胆道系酵素（ALP，γ-GTP，ビリルビン）上昇はトランスアミナーゼの改善よりも遅れて改善傾向となり，肝外胆管うっ滞に伴う場合（特に急性の場合）では閉塞が解除された後，胆道系酵素はすみやかに改善することが多い．胆汁うっ滞が疑われる本症例でも胆道系酵素の増加はしばらく継続すると考えられる．

症例の続き

入院4日目から皮疹が出現し，全身に徐々に広がり一部は紅皮様となった（表4）．薬疹の可能性も考え，以前使用していた薬剤のなかで葛根湯，クラリスロマイシン，アセトアミノフェン，ピペラシリン/タゾバクタムの薬剤添加リンパ球刺激試験（drug-induced lymphocyte stimulation test：DLST）を提出し，皮膚科で皮膚生検も行った．また入院9日目に消化器内科で肝生検が行われた．発熱は継続していた．

解説

薬剤性肝障害は急性肝障害の原因として最も多いものの1つである．他疾患の否定と薬剤中止による寛解で臨床診断することがほとんどだが，疑った場合に著者は次の検査値や身体所見にも注目している．

表4 ● 入院9日目までの検査結果時系列

	入院日	入院2日目	入院4日目	入院7日目	入院9日目
AST（IU/L）	1,476	703	647	455	107
ALT（IU/L）	1,176	777	656	444	231
LDH（IU/L）	1,712	1,003	1,101	1,043	616
ALP（IU/L）	635	710	1,180	2,618	1,815
γ-GTP（IU/L）	59	64	263	676	573
WBC（/μL）	14,300	12,100	11,300	9,500	10,200
好酸球（/μL）	140	0	110	95	0
異型リンパ球（%）	2	2	0	2	0

● 好酸球数の増加の有無：後に増加してくることが多い

● 異型リンパ球の出現：末梢血目視像もオーダーして確認

● DLST

● 皮疹やリンパ節腫大

　DLST〔リンパ球幼若化反応（lymphocyte transformation test：LTT）といわれることもある〕は薬剤性肝障害を診断する際に助けとなる検査の1つである．ただ，ウイルス感染症でも陽性となる，薬剤性肝障害でも病態によっては時間が経過した後に陽性になる[4]，といった特徴があるため，DLSTの結果だけで薬剤の関与を診断・除外することはできない．

　また，DLSTを含めて前述のいずれの所見もウイルス感染症で認めることがあり，特に外来診療ではウイルス感染症との鑑別が難しい．

　本症例は現時点で以下の疾患を大きな鑑別として考えた．

● ウイルス感染症：症状や検査異常を一元的に説明できる病態だが原因ウイルスが推定できていない

● 薬剤性肝障害　：皮疹の出現時期も考慮すると鑑別にあがるが，すべての経過は説明できない．また，好酸球数の増加はない．ウイルス感染症に合併した可能性はある

● 自己免疫性肝炎：著明なトランスアミナーゼ増加から鑑別にあがる．ウイルス感染，妊娠が契機で発症した可能性がある

● 成人Still病　　：診断基準を満たす

症例のつづき

　入院9日目に肝生検を行った後，薬剤性肝障害や自己免疫性肝炎と暫定診断してステロイドパルスを行ったところすみやかに解熱し，皮疹も改善した．皮膚生検の結果では病理的に薬疹を最も疑う所見だった．肝生検の結果は急性肝炎の所見に加えてInterface hepatitisの所見を認め，自己免疫性肝炎が最も疑われた．DLSTは提出したすべての薬剤で陰性だった．

　発症からすべての症状を一元的に説明するのは困難であり，図2のように複合的な要因で多彩な症状を呈し最終的に自己免疫性肝炎の病理像を呈したと考え，最終的には自己免疫性肝炎

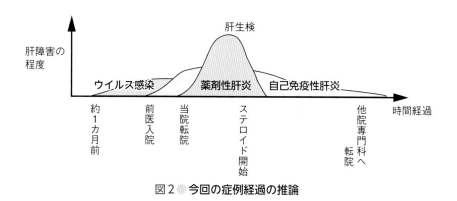

図2 ● 今回の症例経過の推論

として治療を継続する方針とした．ステロイド治療開始後は解熱して全身状態は改善傾向になったため，市中病院A消化器内科へ再度転院のうえで治療継続の方針となった．

最終診断：自己免疫性肝炎

今回の Learning Point

- ALPの変化はほかの肝胆道系酵素の変化と合わせてその原因を推論する
- 肝疾患でも特に肝内沈着性疾患ではALPのみ増加する場合がある
- 肝疾患では直接ビリルビンが増加することが多いが，間接ビリルビンが増加する場合もある
- 間接ビリルビンが増加している場合は，直接ビリルビンが優位でも溶血の合併を考慮する
- 尿中ビリルビンや尿中ウロビリノーゲンは肝胆道系酵素異常の鑑別に役立つ
- 薬剤性肝障害を疑った場合，好酸球数，異型リンパ球の有無，DLSTも参考にする

◆ 文 献

1 ）Persson J & Magnusson PH：Causes of elevated serum gamma-glutamyl transferase in patients attending outpatient somatic clinics and district health centres. Scand J Prim Health Care, 5：13-23, 1987（PMID：2884707）
2 ）Friedman LS：Enzymatic measures of cholestasis（eg, alkaline phosphatase, 5'-nucleotidase, gamma-glutamyl transpeptidase）. UpToDate, 2020
3 ）Friedman LS：Clinical aspects of serum bilirubin determination. UpToDate, 2020
4 ）塩原哲夫：DLSTの読み方について教えてください．皮膚アレルギーフロンティア，13：51，2015

中本洋平
Yohei Nakamoto
所属：福島県立医科大学　総合内科
専門：総合内科

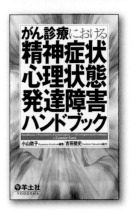
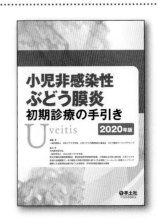

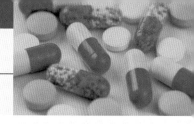

研修医が知っておきたい整腸薬・止痢薬の使い方

石井洋介（おうちの診療所目黒，秋葉原内科saveクリニック共同代表医師，日本うんこ学会会長）

◆薬の使い方のポイント・注意点◆

・急性の下痢症と慢性的な下痢症では考え方が異なります
・夜間外来で出合う下痢症の多くはウイルス性腸炎です．整腸薬による対応が主となります
・下痢症は想像以上に患者さんのQOLを損ねます．止痢薬などの使い方も覚えておきましょう

1. 夜間外来で出合う急性下痢症の病態と鑑別診断

　研修医の皆さんの多くは夜間外来で急性下痢症に一度は出合うと思います．急性下痢症の多くはウイルス性腸炎によるものですが，一部で細菌感染症や急性虫垂炎の初期症状などが隠れていることがあるため，検査や治療方針を決める前の病歴聴取，身体診察が重要です．**表1**[1]を参考に鑑別診断を頭に思い浮かべながら診察を進めましょう．

　鑑別診断を進める一方で，最も気をつけるべき所見は脱水症です．全身状態，心拍数の増加，口腔内乾燥，皮膚ツルゴール，CTR（cardiothoracic ratio：心胸郭比）などを確認して，場合によっては脱水治療を優先する必要があります．

　脱水もなく状態が落ち着いていれば，鑑別を思い浮かべながら急性下痢症の治療薬について考えていきましょう．

2. 薬の作用機序と実際の処方例

【症例】

47歳男性，当日の朝より水様性下痢頻回出現あり．出勤はしたが1日6～7回の下痢症があり，心配になったため帰宅時に夜間外来受診．2日前に飲み会があり，多飲多食した．生の食べものはあったかもしれないとのこ

と．周囲で下痢症の流行はなし．
バイタルサイン異常なし，重篤感なし，血便なし，そのほかにリスクファクター（**表1**参照）なし．

　所見からは急性の胃腸炎と判断してよい状態です．バイタルサインや腹部所見をしっかりとることで重篤な疾患を除外することができます．重篤な状態でなければ検査は不要で，そのまま水分摂取を促して帰宅を指示して問題ありません．ただし，患者さんは不安で来院していること，実際にかなり頻回の水様性下痢があり，仕事のパフォーマンスは低下していることが予想されます．不安を減らすためにも整腸薬や止痢薬の処方を検討してもよいでしょう．

1）整腸薬

❶ 具体的な処方例

【処方例】

1. 酪酸菌製剤（ミヤBM®細粒）
   1回1包（1g）1日3回，毎食後
2. ラクトミン製剤（ビオフェルミン®配合散）
   1回1包（1g）1日3回，毎食後
3. ビフィズス菌製剤（ラックビー®微粒N）
   1回1包（1g）1日3回，毎食後

❷ 作用機序と考え方

　健常なヒトの消化管には約1,000種類，100～1,000兆個の腸内常在細菌が生息し，腸内細菌叢を形成しています．整腸薬はこの腸内細菌叢の是正や，病原細菌の定着阻止などを目的として古くから用いられています．CDI（*Clostridioides difficile* infection：クロストリディオイデス・ディフィシル感染症）の予防をはじめ，最近では研究の進捗が著しい分野の1つですが，**米国のガイドラインでは感染性下痢症に対する整腸薬の使用はエビデンス不足を理由に推**

表1　急性下痢症の診断のための手がかり

病歴		考えられる病原体/病因
熱のない，血性下痢を伴う腹痛		シガ毒素産生性大腸菌
血性の便		サルモネラ，シゲラ，キャンピロバクター，シガ毒素産生性大腸菌，クロストリジウム・ディフィシル，赤痢アメーバ，エルシニア
キャンプ，衛生処理されていない水の消費		ジアルジア
次の食物摂取と関連するもの	焼き飯	セレウス菌
	生の牛ひき肉あるいは芽野菜	シガ毒素産生性大腸菌（例えばO157：H7）
	生乳	サルモネラ，キャンピロバクター，シガ毒素産生性大腸菌，リステリア
	魚介類，特に生か調理不十分な甲殻類	コレラ，腸炎ビブリオ
	調理不十分な牛肉，豚肉，鶏肉	黄色ブドウ球菌，ウェルシュ菌，サルモネラ，リステリア（牛肉，豚肉，鶏肉），シガ毒素産生性大腸菌（牛肉，豚肉），セレウス菌（牛肉，豚肉），エルシニア（牛肉，豚肉），キャンピロバクター（鶏肉）
デイケアの利用		ロタウイルス，クリプトスポリジウム，ジアルジア，シゲラ
性的な糞口接触		シゲラ，サルモネラ，キャンピロバクター，原虫疾患
入院		クロストリジウム・ディフィシル，治療の副作用
HIV感染，免疫抑制		クリプトスポリジウム，微胞子虫，イソスポーラ，サイトメガロウイルス，マイコバクテリウム・アビウム・コンプレックス（MAC症），リステリア
疾患に関連する症状としての下痢		内分泌：甲状腺機能亢進，副腎不全，カルチノイド腫瘍，甲状腺髄様がん 消化器：潰瘍性大腸炎，Crohn病，過敏性腸症候群，セリアック病，乳糖不耐症，虚血性大腸炎，大腸がん，短腸症候群，吸収不良症候群，ガストリン産生腫瘍，VIP産生腫瘍，腸閉塞，分泌過剰を伴う便秘 その他：虫垂炎，憩室炎，HIV感染症，全身性の感染症，アミロイドーシス，子宮付属器炎
薬剤性あるいは他の治療に関連する症状としての下痢		抗菌薬（特に広域の抗菌薬），便秘薬，制酸薬（マグネシウム，あるいはカルシウムベースの），抗がん剤，コルヒチン，骨盤内放射線治療 低頻度：プロトンポンプ阻害薬，マンニトール，NSAIDs，ACE阻害薬，脂質異常症治療薬，リチウム
体重減少を伴う慢性下痢		ジアルジア，クリプトスポリジウム，サイクロスポーラ
妊娠		リステリア
最近の抗菌薬使用		クロストリジウム・ディフィシル
アナルセックス		単純ヘルペスウイルス感染，クラミジア，淋菌，梅毒
肛門痛や直腸炎		キャンピロバクター，サルモネラ，シゲラ，赤痢アメーバ，クロストリジウム・ディフィシル，ジアルジア
米のとぎ汁様の便		コレラ
共通の食物を摂取した複数の人間が急性に発症した場合		産生された毒素による食中毒 発症が6時間以内：黄色ブドウ球菌，セレウス菌（典型的には嘔吐を引き起こす） 発症が8～16時間以内：ウェルシュ菌タイプA（典型的には下痢）
途上国への旅行		腸管毒素原性大腸菌が最もコモン 不衛生あるいは調理不十分な食事，糞便で汚染された水や食物であれば病原体はさまざまな可能性が考えられる（シゲラ，サルモネラ，赤痢アメーバ，ジアルジア，クリプトスポリジウム，サイクロスポーラ，エンテロウイルス）

文献1より引用.
※クロストリジウム・ディフィシル（*Clostridium difficile*）は2016年に "*Clostridioides difficile*" に菌名が変更されている.

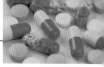

奨されていません.

一方で, 下痢症への整腸薬の効果を示唆するメタアナリシス[2]もあります. この論文のポイントは, 次の通りです.

●整腸薬を投与すると
- 下痢の持続時間は約25時間減る
- 4日以上下痢が持続する割合は59％減る
- 投与後2日目の下痢頻度は約1回減る
- これらの差は整腸薬の菌種, 菌種の数, 用量, 下痢の原因, 重症度などで関係なかった
- リスクはほとんどなかった

筆者の臨床経験に基づく見解としては, 整腸薬のメリットは下痢の回復がほんの少し早くなる程度なのですが, デメリットはほとんどなく薬価も安いので「処方することによる心理的不安の解消なども含め, **患者満足度が上がるので出しておいたほうがよい**」です.

処方時のポイントとしては, 以下の3つがあります.

---

① 抗菌薬と一緒に処方する場合にはラクトミン製剤か, 酪酸菌製剤を選択する
② 高齢者や小児に処方する場合は, 散剤か錠剤かでその後のアドヒアランスに関係してくるため剤形を考慮する
③ 牛乳アレルギーの場合, 酪酸菌製剤以外は悪化する可能性がある

---

2) 止痢薬

● 具体的な処方例と作用機序

下痢を止める効力から弱中強の3種類くらいを覚えておくと使いやすいです.

【処方例】

---

1. 弱：タンニン酸アルブミン
   1回1包（1g）1日3回, 毎食後
   作用機序：タンニン酸が腸管内のたんぱく質と結合して保護膜をつくることで, 腸管粘膜を保護し, 腸管の炎症を抑え, 刺激から守ることによって過剰な腸の運動を抑える作用をあらわす
2. 中：ベルベリン塩化物水和物（フェロベリン®配合錠）
   1回1～2錠 1日3回, 毎食後
   作用機序：生薬由来で詳しい機序は不明だが, 止痢作用のほか, （腸炎ビブリオなどへの）抗菌作用や胆汁分泌促進作用なども有する
3. 強：塩酸ロペラミド
   1回1錠 1日1～2回
   作用機序：腸壁内にあるオピオイドμ受容体に作用することでアセチルコリンの遊離を抑え, 腸管の蠕動を抑える. 腸管運動抑制作用や, 水分や電解質の異常を抑える作用などにより止痢作用をあらわす

---

❷ 止痢薬処方時の考え方

本誌を読んでいる研修医であれば, 「急性腸炎に安易に止痢薬出すべからず」ということはよくわかっているでしょう. 確かに, 「下痢をしても水分摂取の促しをして, 止痢薬を使わない」が原則です.

しかし, 患者さんの来院目的が「明日は大事な受験で, どうしても少しの時間だけ下痢を止めたい. そのためならその後に調子が悪くなってもしかたない」など, どうしても下痢を止めて欲しいというケースに遭遇することが筆者もたびたびあります. 患者さんの希望にも応えられるよう, いくつか処方例を覚えておくといざというときに役に立つと思います.

3. 覚えておきたい慢性下痢症と過敏性腸症候群

慢性下痢症の鑑別疾患としては表2のようなものがあり, 基礎疾患や薬剤による2次性の下痢症なども多くみられます. 外来診療のなかで多く出合う疾患に過敏性腸症候群 (irritable bowel syndrome：IBS) があります.

国際的なIBSの診断基準であるRome基準（最新版はRomeIV）は, 「半年以上前から症状があり, 最近3カ月間は以下の基準を満たしていること」をIBSの定義としています.

以下の基準とは, 「最近3カ月の間に, 週1回以上はくり返す腹痛がある」ことと, ① 排便によって症

表2　慢性下痢症の鑑別疾患

粘膜障害あり	粘膜障害なし
潰瘍性大腸炎	過敏性腸症候群
Crohn病	消化不良（短腸症候群など）
虚血性腸炎	慢性膵炎
放射線性腸炎	内分泌疾患
腸結核　など	薬剤性　など

状が改善する，② 症状とともに排便頻度が変化する，③ 症状とともに便形状（外観）が変わるという項目のうち2項目以上があることを指します．

IBSの治療は止痢薬をあまり使わず，ポリカルボフィルカルシウム（コロネル®），ラモセトロン塩酸塩（イリボー®）などの特殊な処方を利用し，症状の緩和を図っていきます．ほかにもさまざまな治療法が存在しますが，本稿では割愛させていただきます．

慢性下痢症の場合は一度専門の医師に診察をしてもらい，必要に応じて内視鏡精査をするほうがよいでしょう．研修医の皆さんが診断を下すことはないと思いますが，IBSや2次性の下痢症を疑った場合には漫然と整腸薬や止痢薬を処方して帰宅させるのではなく，積極的に専門医による精査を勧めるようにしていきましょう．

4．おわりに

本稿を書くにあたっては，こちらが思っているより患者さんは不安や違和感を感じて受診してきている可能性があるということを意識しました．皆さん自身も激しい水様性下痢になった際には「集中できない」と思ったことがあるのではないでしょうか．下痢症は想像以上に患者さんのQOLやパフォーマンスを低下させています．たかが下痢と考えず，しっかりと鑑別し，治療につなげてもらえればと思います．

最後に，ノロウイルスをはじめとする感染力の強いウイルス性腸炎と診断した場合には，感染拡大を防ぐために標準的な予防について ① 排便後の手洗いの徹底，② トイレを流すときには飛散を防ぐため蓋を閉める，③ タオルのシェアは避ける，などを伝えるようにしてください．

文 献

1) Barr W & Smith A：Acute diarrhea in adult. Am Fam Physician, 89：180-189, 2014（PMID：24506120）https://www.aafp.org/afp/2014/0201/p180.pdf

2) Allen SJ, et al：Probiotics for treating acute infectious diarrhoea. Cochrane Database Syst Rev, 11：CD003048, 2010（PMID：21069673）

3) Drossman DA & Hasler WL：Rome IV-Functional GI Disorders：Disorders of Gut-Brain Interaction. Gastroenterology, 150：1257-1261, 2016（PMID：27147121）

4) 「Report of the Joint FAO/WHO Expert Consultation on Evaluation of Health and Nutritional Properties of Probiotics in Food Including Powder Milk with Live Lactic Acid Bacteria, Córdoba, Argentina, 1-4 October 2001」（Food and Agriculture Organization of the United Nations & World Health Organization, eds）, Food and Agriculture Organization of the United Nations, 2001

参考文献

今回は抗菌薬投与が必要となるような細菌性腸炎や，小児の下痢症に関して触れていないため，アドバンスドとしては以下の文献も通読しておくことをオススメします．

1) 大西健児, 他：JAID/JSC 感染症治療ガイドライン 2015 ─腸管感染症─. 日本化学療法学会雑誌, 64：31-65, 2016

2) 小児急性胃腸炎診療ガイドラインワーキンググループ：小児急性胃腸炎診療ガイドライン. 「エビデンスに基づいた子どもの腹部救急診療ガイドライン 2017」（日本小児救急医学会診療ガイドライン作成委員会/編）, 2017

【著者プロフィール】
石井洋介（Yousuke Ishii）
在宅医／消化器外科医
おうちの診療所目黒，秋葉原内科saveクリニック共同代表医師
日本うんこ学会会長

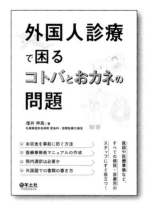
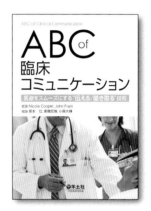
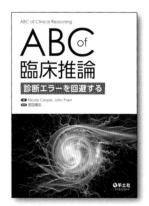

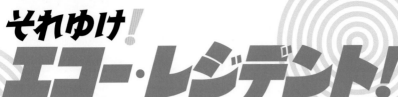
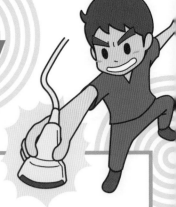

日常診療でのエコーの使いどころ

シリーズ編集／Point-of-Care 超音波研究会 広報委員会

第3回　FoCUSにフォーカス！
〜救急で簡便に評価できる心エコー〜

泉　佑樹

POCUS（Point-of-care ultrasound）とは，場所を問わず診察医が行うことのできる超音波検査のことをさします．本連載では，臨床の最前線で使えるPOCUSの魅力を，研修医Aくん＝"エコー・レジデント"の経験するさまざまな症例を通してお届けします．

■ プロローグ

研修医AくんはPOCUSの経験を順調に増やしていたが，心エコーは試したものの自信がもてなかった．そんな忙しい冬のある日，救急外来に動悸を訴える患者さんがやってきた．

症例　動悸を訴える高齢患者

患者B　75歳女性
既往歴：高血圧・変形性膝関節症について近医で内服治療を受けている．3日前より動悸が出現した．
バイタルサイン：意識清明，血圧94/70 mmHg，心拍数110回/分・整，呼吸数24回/分，SpO_2 96 %（室内気），体温36.0 ℃（腋窩温）．

本連載内で movie **マークのある図については動画を Web でご覧いただけます**

● **スマートフォン・タブレットで観る**
　movie マークの図に併記の二次元コードから直接閲覧できます

● **PCで観る**
　①羊土社 HP（https://www.yodosha.co.jp/）へアクセス，トップページ右上から「書籍・雑誌付録特典」ページへ移動
　②右記の特典利用コードを入力：**eyb-quok-imqs**（会員登録不要）

　　　　　※付録特典サービスは予告なく終了する場合がございます．本サービスの提供情報は羊土社 HP をご参照ください

研修医Ａが救急外来を訪れると，患者Ｂは外来のベッドに横になっており，ベッド脇に杖が置いてある．診察すると，呼吸音は清でラ音なし，収縮期雑音をわずかに聴取した．眼瞼結膜に貧血所見はない．変形性膝関節症のためか，両側膝関節から足先まで，左右同程度の圧痕性浮腫がある．心電図所見は洞性頻脈で期外収縮は認めない．ST上昇は認めず，胸部誘導ではV$_1$～V$_4$で陰性Ｔ波を認めた．胸部Ｘ線写真では明らかな心拡大や肺うっ血および浸潤影の所見は認めなかった．

研修医Ａ「心不全，肺炎はなさそうだな．胸痛もないし，急性心筋梗塞も否定的かな．ちょっと心拍数や呼吸数が速いけど，心配性な方みたいだし，過換気症候群かな．ちょっと血圧も低いけど…，降圧薬が最近変わったのかな」

対応中の入院患者のことが頭をよぎる研修医Ａ．POCUSをするか迷ったが，心エコーには全く自信がない．採血で問題なければ帰宅として病棟に戻ろう…と考えたそのとき，いつもお世話になっている上級医Ｃが救急外来に現れた．

上級医Ｃ「なるほど，起坐呼吸や胸痛はないんだね．でもそのバイタルはやっぱりおかしいよね？ 陰性Ｔ波も何かの所見じゃないかな．ここはＡ先生の好きなPOCUSをしてみようか」

改めて患者Ｂに確認すると，実は歩行時の呼吸困難があったことがわかった．ポケットサイズのポータブルエコーで心エコーをやってみることにした．

研修医Ａ「心エコーってたくさん画像取らないといけないから難しい印象があって…」
上級医Ｃ「POCUSではそんなにたくさん画像を出す必要はないよ．FoCUSという簡便なプロトコルがあるから，それに沿ってやってみよう」

● Point-of-Care心エコーのプロトコル：FoCUS

　心臓分野のPOCUSは心エコーの専門家でない医療者も短時間のトレーニングで習得が可能な簡易プロトコルであるfocused cardiac ultrasound examination（FoCUS）と，専門知識と技術をもった医療者が必要な評価のみ行うlimited echocardiographyに大別されます[1]．FoCUSについては米国心エコー図学会と欧州心血管イメージング学会から提言が発表されており[2, 3]，国際的にコンセンサスが得られています．
　FoCUSでは傍胸骨左縁アプローチ，心尖部アプローチ，心窩部アプローチの3つのアプローチ法が用いられ，5つの基本断面で観察と評価を行います（**図1**）．FoCUSは心臓の致命的かつ限定的な病態を把握するために施行され，適切な観察断面から決められた評価項目に基づき異常所見を指摘します（**表**）．このとき，背景には循環器疾患や病態がありますが，この診断を目的にしているのではなく，あくまで疾患の推定やさらなる検査・治療，専門家へのコンサルトなど，**方針決定を迅速に行うことが目的です**．

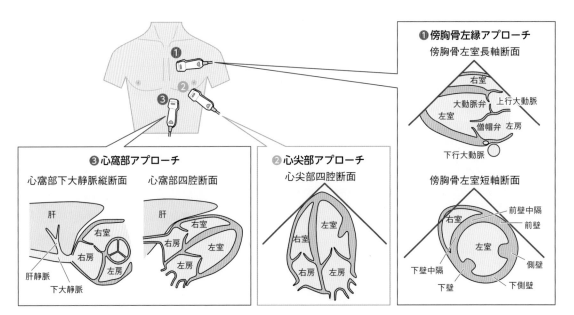

図1　FoCUSのアプローチ部位と観察断面
イラストは山田博胤先生の許可を得て転載.

表　FoCUSの評価項目，背景にある疾患・病態

ターゲット	シナリオ	疾患・病態
・左室サイズと収縮能 ・右室サイズと収縮能 ・心膜液貯留 ・血管内容量	・循環虚脱・ショック ・心停止 ・胸痛 ・胸部・心臓外傷 ・呼吸不全	・虚血性左室・右室障害 ・非虚血性心筋症 ・心筋炎 ・心タンポナーデ ・肺塞栓 ・循環血漿量減少

FoCUSの評価項目（ターゲット）は心膜液貯留の有無，左室拡大や大まかな左室収縮能の評価，右室拡大や大まかな右室収縮能の評価，血管内容量である．発展的なプロトコルでは胸痛症例などシナリオごとに作成されたものもある．

> **上級医C**「まずは長軸像を出してみよう．プローブにあるポッチ（プローブマーカー・インデックスマーカー）を時計の針で11時くらいに向けて当ててみよう」

上級医Cに促されて心臓の長軸像を出したところ，思いのほかきれいに描出できた（**図2**）．見たところ，左室の動きは問題ない．心膜液もない．

> **研修医A**「長軸像，はじめてきれいに出せました！ 意外と出せるものですね．左室は大丈夫そうですよね？ えっと，次は短軸像ですよね．プローブを時計回りに回して…あれ？！」

丸い左室が見えるのを予想していたが，中隔が右室に押されるように見え，そして明らかに右室が大きく見えた（**図3**）．

プローブマーカー

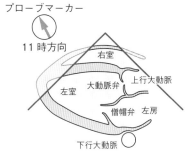

11 時方向

正常例

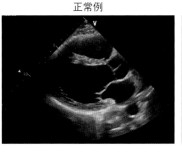

本症例

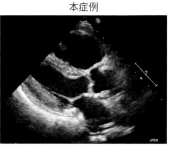

図2　傍胸骨左室長軸断面
イラストは山田博胤先生の許可を得て転載.

プローブマーカー

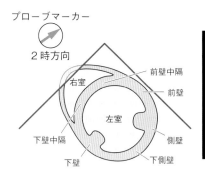

2 時方向

正常例

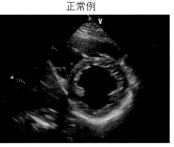

本症例

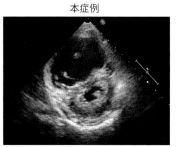

図3　傍胸骨左室短軸断面
イラストは山田博胤先生の許可を得て転載.

研修医A「C先生，これは画像の出し方が悪いせいでこう見えるのでしょうか？」

上級医C「いや，これは明らかに右室が大きいよね．もう一度長軸像に戻してみようか（図2）．
ほら，ここでも右室が左室より大きく見えるよね，これは異常所見だよ」

　バイタルサインの異常は右心不全，閉塞性ショックに近い状態だったのだ．疑うべき疾患
だったが，研修医Aには思い浮かばなかった．

研修医A「これは肺塞栓でしょうか．膝が悪くて動けないから，深部静脈血栓症に引き続いて
起きたのだと思います．肺高血圧の評価のためにちゃんとした心エコー機がいりま
すか？ それともすぐCTでしょうか？」

上級医C「実は典型的な急性肺塞栓では肺高血圧は認めないんだ．ポケットエコーでもまだ重
要な所見がとれるから，CTの前に四腔像を見てみよう」

研修医A「四腔像は難しいですね．うまく心臓が出せません」

上級医C「胸部X線で心尖部の場所を見たよね．心拡大がなければ，心尖部は乳頭の少し内側
くらいにあるよ」

上級医Cに誘導してもらい，心尖部四腔像を描出できた．

上級医C「右室が大きくて収縮が悪いけど，ここ，心尖部だけペコペコと動いているよね？
（図4）これはMcConnellサインといって，急性肺塞栓に特異的な所見とされているんだ」

急性肺塞栓のFoCUS所見と，典型的心エコー図所見

肺塞栓で急性右心不全を呈すると，FoCUSでは右室の拡大と収縮低下の所見を認めます．また，下大静脈は拡張します．ただし，右室拡大は急性肺塞栓の25％に認めますが，肺疾患などの慢性肺高血圧症でも認めます．一方，limited echocardiographyでは両者を鑑別する方法があります．

急性肺塞栓の病態は急激な右室後負荷増大による右室収縮不全による急性右心不全であり，右室圧をつくることができないため，典型的には右室収縮期圧は高くなりません（＜60 mmHg）．FoCUSの範囲を超えますが，推定右室収縮期圧を三尖弁逆流速度と下大静脈径から推定することができます．参考までに，急性右室収縮不全の所見として右室流出路血流波形でのacceleration timeの短縮（＜60ミリ秒）という所見もあり，この両者を合わせて60-60サインと呼びます．また，右室心尖部と比較した自由壁の収縮障害〔McConnell（マッコーネルと読みます）サイン〕も急性右室収縮不全の所見です．これらの所見は既存の心肺疾患を有していても高い陽性的中率をもち，急性肺塞栓の典型的心エコー図所見とされています[4]．McConnellサインはドプラー法を用いず2Dエコーのみで判断できるので，肺塞栓を疑うときはFoCUSに追加して見てみるとよいと思います．

研修医A「すごいですね，目に焼き付けます．あとは二腔像と三腔像ですよね？」
上級医C「FoCUSではあとは心窩部四腔像と下大静脈を見たらプロトコル完了だよ．今回は心尖部四腔像が綺麗に見えたから心窩部四腔像は省略して，下大静脈を見よう（図5）．鼻をすすってもらって，呼吸による変化を観察しよう．その後，最後に下肢近位側の静脈血栓だけ見ておこう」

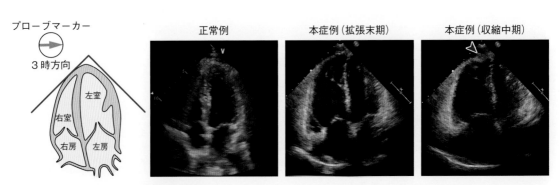

図4　心尖部四腔断面
収縮期に右室自由壁の収縮障害があり右室心尖部だけが動いている所見，McConnellサイン（➤）．
イラストは山田博胤先生の許可を得て転載．

下大静脈は拡張しており，やはり右心不全，肺塞栓に合致する所見であった（図5）．総大腿静脈もエコーで確認すると残存する浮遊血栓を認めた（図6➤）．造影CTを行ったところ，肺動脈主幹部の血栓と両側の深部静脈血栓を確認できた．患者Bは直ちに入院となり血行動態悪化に備えてモニタリングが行われた．

深部静脈血栓症に対するPOCUS

深部静脈血栓症を診断するための下肢静脈エコー検査において，腸骨静脈から下腿の静脈まで全下肢静脈の検査には経験が必要ですが，総大腿静脈と膝窩静脈の2カ所のみを圧迫法で観察する2-point compression testが救急領域では有用であることが知られています[5]．ただし，明らかな血栓を認める場合は強く圧迫してはいけません．

なお深部静脈血栓症に対する下大静脈フィルター留置術は以前は頻繁に施行されていましたが，近年の検討では抗凝固療法が施行できる症例においては有効性が証明できなかったことから，抗凝固療法が行えない場合のみ適応となります[6]．

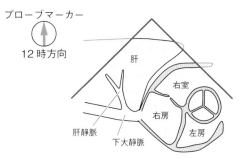
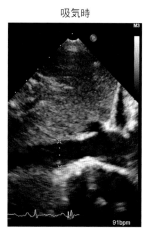

呼気時 **吸気時**

図5 心窩部下大静脈縦断面
イラストは山田博胤先生の許可を得て転載．

短軸カラー像 長軸像

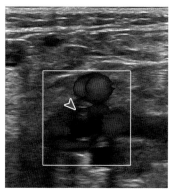
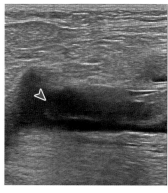

図6 総大腿静脈の浮遊血栓

研修医A「心エコーは難しいと思っていましたが，FoCUSでは少数のステップでこんなにわかることがあるんですね」

上級医C「そうだね．今後も必要だと思ったら迷わずやってみよう．今回の症例のエコー（図7 movie❶）と正常心のエコー（図8 movie❷）を動画で見られるようにしておいたから，復習に使ってね」

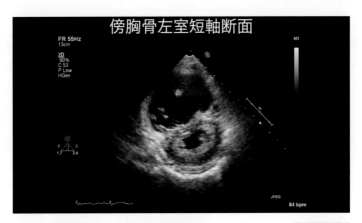

図7　本症例のエコー動画 movie❶
傍胸骨左室長軸断面→傍胸骨左室短軸断面→心尖部四腔断面→心窩部下大静脈縦断面→総大腿静脈〜大腿静脈の縦断面.

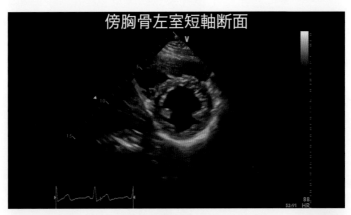

図8　正常心のエコー動画 movie❷
傍胸骨左室長軸断面→傍胸骨左室短軸断面→心尖部四腔断面.

エピローグ

　研修医Ａくんは**POCUSを契機に急性肺塞栓症と深部静脈血栓症を診断**することができた．抗凝固療法が行われ，患者Ｂはその後無事退院した．「今回はエコーに救われたな．わからないときはうやむやにせず，まずエコーを当ててみよう」研修医Ａくんは自分のPOCUSの守備範囲をますます広げ，エコー・レジデントの道をさらに進んでいったのであった．

引用文献

1）坂東美佳，山田博胤：FOCUSの概要．「救急超音波テキスト」（亀田 徹，木村昭夫／編），pp127-134，中外医学社，2018

2）Labovitz AJ, et al：Focused cardiac ultrasound in the emergent setting：a consensus statement of the American Society of Echocardiography and American College of Emergency Physicians. J Am Soc Echocardiogr, 23：1225-1230, 2010（PMID：21111923）

3）Neskovic AN, et al：Focus cardiac ultrasound：the European Association of Cardiovascular Imaging viewpoint. Eur Heart J Cardiovasc Imaging, 15：956-960, 2014（PMID：24866902）

4）Konstantinides SV, et al：2014 ESC guidelines on the diagnosis and management of acute pulmonary embolism. Eur Heart J, 35：3033-69, 3069a, 2014（PMID：25173341）

5）Bernardi E, et al：Serial 2-point ultrasonography plus D-dimer vs whole-leg color-coded Doppler ultrasonography for diagnosing suspected symptomatic deep vein thrombosis：a randomized controlled trial. JAMA, 300：1653-1659, 2008（PMID：18840838）

6）日本循環器学会，他：肺血栓塞栓症および深部静脈血栓症の診断，治療，予防に関するガイドライン（2017年改訂版）．2018
https://j-circ.or.jp/old/guideline/pdf/JCS2017_ito_h.pdf

Profile

泉　佑樹（Yuki Izumi）

榊原記念病院 循環器内科
弁膜症手術の多い施設で毎日専門的なエコー検査と解析，手術に向き合っていますが，一方，救急現場やCCUで現場のエコー "POCUS" をすることも大事にしています．自分もエコーに助けられたことが何度もあります．目の前の患者さんを真剣に考え，丁寧に診ること，そのためにエコーはきっと力を貸してくれます．

Point-of-Care超音波研究会とは

急性期診療やプライマリ・ケアでのエコーを主体とした，臨床応用および研究を進めるために発足した研究会です．対象は医師に限らず，研修医や看護師などPOCUSに興味をもっている医療関係者すべてで，会員の専門領域も多岐にわたります．年2回の研究会を開催し，各領域別ハンズオンや1dayセミナーなどPOCUSの魅力が詰まった内容を提供しています．ぜひご参加ください．

栄養剤から
アプローチ

栄養管理のきほん

栗山とよ子（福井県立病院 内科主任医長・NST委員長）

第4回 経腸栄養管理中の合併症
原因を知って，起こさない工夫と対処方法を理解しよう

はじめに

　　今回は，経腸栄養で管理しているときに起こりうるさまざまなトラブルがテーマです．経腸栄養管理では，静脈栄養管理に比べてカテーテル関連血流感染症などの重篤な合併症は起こりにくいとされていますが，不適切な管理方法や，患者さんの状態変化によっては，さまざまな合併症を引き起こす可能性があります（表1）．そこで合併症のなかでも発症頻度が高い，あるいは重症化する可能性のあるものをとり上げて，それぞれの原因と予防方法，起こってしまったときの対処方法を解説したいと思います．前回（2020年12月号），経腸栄養管理の計画を立てた患者さんがさまざまな合併症を起こしたと想定して，今回も2年目の研修医O医師とNST ChairmanのK医師との会話をみていきましょう．

鼻翼潰瘍は経鼻カテーテルの適切な選択と固定方法で防げる

　O医師：先生，お疲れさまです．先日，経腸栄養の投与計画を相談した患者さんですが，経鼻カテーテルを挿入して翌日から栄養剤の投与を始めました．ところが，数日すると挿入部を痛

表1 ● 経腸栄養管理中の合併症

カテーテルに関連した合併症	・全カテーテル共通：閉塞，破損，事故抜去 ・経鼻カテーテル：鼻腔・鼻翼潰瘍，誤挿入 ・胃瘻カテーテル：スキントラブル，バンパー埋没症候群，ボールバルブ症候群，胃潰瘍 ・腸瘻カテーテル：スキントラブル
消化管に関連した合併症	・胃食道逆流，誤嚥に伴う誤嚥性肺炎 ・下痢，便秘，腹痛，腹部膨満
代謝に関連した合併症	・リフィーディング症候群 ・高血糖，低血糖 ・脱水，電解質異常（特に低ナトリウム血症） ・微量栄養素欠乏症 　（ビタミン類，銅，亜鉛，セレンなど）

がるようになって，見ると赤くただれていました．何が悪かったのでしょうか．

K医師：**鼻翼潰瘍**ができてしまったのですね．原因のほとんどは**カテーテルの材質と太さ**，そして**固定方法**のいずれかです．

カテーテルの材質と太さ

K医師：カテーテルの材質には塩化ビニル，ポリウレタン，シリコーンの3種類があります．塩化ビニル製は安価でコシがあるので挿入しやすいのですが，消化液で硬くなり胃粘膜を傷害することがあります．そのため数日間以上の留置はお勧めできません．今回は柔らかいポリウレタン製かシリコーン製のカテーテルを挿入したと思いますが，太さは何フレンチ（Fr.）のものを使いましたか？

○医師：16 Fr. です．太い方が閉塞しないと思って．

K医師：え！？ 16 Fr.！ それは太すぎますね．8〜10 Fr. に入れ替えましょう．

○医師：そんなに細くて大丈夫ですか？ 栄養剤が詰まりませんか？

K医師：きちんと管理をすれば閉塞しませんよ．簡易懸濁法での薬剤投与も問題ありません．

○医師：そうなのですか．確かに，柔らかくて細い方が患者さんは楽ですね．閉塞させない管理とは，具体的にはどうするのですか？

K医師：詰まりやすいもの，例えば簡易懸濁法に適さない薬剤やほかのものの混ざった栄養剤（後述）を投与しないようにします．そして，**栄養剤や薬剤を投与する前と後にカテーテルを10〜20 mLの水で十分にフラッシュします**．特に薬剤と胃液を注入したときは念入りに行いましょう．

○医師：投与後だけではなく前にもフラッシュするのはなぜですか？

K医師：滑りをよくして付着しにくくするためです．

カテーテルの固定

K医師：カテーテルの固定はどうしていますか？

○医師：鼻孔から真横にカテーテルが出ていて，耳にかけてあります．

K医師：その固定方法では鼻翼だけでなく咽頭にもテンションがかかって，粘膜を傷めてしまいます．鼻孔から真下にカテーテルを出して，U字型に誘導して頬で固定し，耳にかけてください．象の鼻のように見えるので**エレファントノーズ固定法**と呼んでいます（図1）．この方法は事故抜去も結構，防ぐことができますよ．

○医師：なるほど．患者さんの立場でカテーテルを選び，固定法を考えなければいけませんね．

下痢の原因と対策を考えよう

〜数日後〜

○医師：例の患者さんですが，言われたようにカテーテルと固定方法を変更したところ，鼻翼潰瘍は改善しました．でも最近，1日3〜5行の泥状から水様の**下痢**がみられるようになりました．栄養剤を止めた方がよいでしょうか．

K医師：下痢は経腸栄養管理で最も多い合併症ですから，この機会にきちんと押さえておきましょう．原因は栄養剤自体にある場合と，栄養剤以外の場合があります（表2）．まず経腸栄養

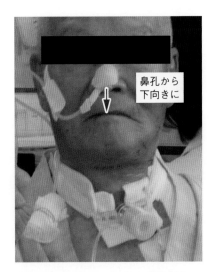

図1●エレファントノーズ固定法

表2●経腸栄養管理中の下痢の原因

● **経腸栄養剤自体・投与方法に原因がある場合**
① 投与速度が速すぎる
② 浸透圧が高い
③ 栄養剤が細菌で汚染されている
④ 下痢を引き起こしやすい組成である
　・脂肪の濃度が高い
　・食物繊維の含有量が少ない～含んでいない

● **経腸栄養剤以外に原因がある場合**
① 消化管の感染症
　・感染性腸炎，偽膜性腸炎
② 薬剤性腸炎
③ 治療の副作用
　・化学療法，放射線治療による腸炎
④ 消化吸収障害を起こす疾患
　・短腸症候群，潰瘍性大腸炎，Crohn病など
⑤ 長期絶食による腸管の形態・機能の低下

表3●下痢の原因となる薬剤

・緩下剤
・抗菌薬
・H₂阻害薬，プロトンポンプ阻害薬（PPI）
・非ステロイド性抗炎症薬（NSAIDs）
・抗不整脈薬
・降圧薬
・マグネシウムやソルビトールを含む薬剤

剤以外に原因がないかチェックしましょう．この患者さんは，③，④，⑤は考えにくいと思います が，抗菌薬や下痢を引き起こすような薬の使用歴はありませんか？

○医師：抗菌薬はしばらく前まで使っていました．緩下剤などは使っていません．

K医師：それでは感染性腸炎や偽膜性腸炎を否定するために，**便培養とCDトキシンの検査**をしておきましょう．偽膜性腸炎は入院患者さんには稀な疾患ではないので，注意が必要です．それから，緩下剤以外でも下痢を起こす薬（**表3**）があるので確認してください．

○医師：わかりました．早速検査に出して内服薬をチェックします．それで原因がわからなければどう考えればよいでしょうか．

K医師：栄養管理方法が原因の可能性が高いです．一番多いのは投与速度が速すぎることです

が，どれくらいの時間をかけて投与していますか.

○医師：手動で200 mLを1時間くらいかけて投与しています.

K医師：1.5 kcal/mLの栄養剤を使っていることを考えると，少し速いですね. 消化・吸収機能がその滴下速度に耐えられないのかもしれません. 経腸栄養ポンプを使って，いったん投与速度を50〜70 mL/時に落としてください. 低速にして下痢が落ち着けば徐々に速度を上げますが，単位熱量が高い栄養剤や成分栄養剤は浸透圧性下痢を引き起こしやすいので，**最速でも150 mL/時まで**にした方が**安全**です. 栄養剤によっては食物繊維の含有量が少ないこともあるので，その場合は水溶性食物繊維を追加水に溶かして投与してみましょう.

○医師：わかりました. まず投与速度を落としてみます.

低ナトリウム血症はなぜ起こる？ 起きたときはどうする？

○医師：それから，最近ナトリウム（Na）の血中濃度が130 mEq/Lに下がってきているのですが，これは栄養剤と関係がありますか？

K医師：**低ナトリウム血症**もよくある合併症です. 栄養剤に含まれるNa量は一般に少なく設定されています. というのも，塩分がある濃度以上になると「塩析」反応によって一部の栄養素が凝集・変性してしまうので，栄養素を安定した状態で保つためにNa量を制限しているのです. 成分は個々の栄養剤ごとに調整されているので，違う種類の栄養剤を混ぜると配合変化を引き起こすことがあります. カテーテル閉塞を防ぐうえでも混合は避けてください.

○医師：なるほど，必然的に減塩組成になっているのですね.

K医師：ちなみに最近は含有量を増量する工夫をしている栄養剤もあります. それでは，今患者さんに投与している栄養剤の塩分換算量は何グラムか計算してみてください.

○医師：えーと，CZ–Hi1.5が800 mLとCZ–Hiが400 mL，どちらも食塩含有量は0.23 g/100 kcalなので合計3.68 g/日. 1日あたりの塩分摂取量の目標値が7.5 g未満なので少ないですね.

K医師：その含有量なら血中濃度が下がることは推測されますね. 投与している栄養剤の食塩含有量を必ずチェックしたうえで，定期的に血中Na濃度をモニタリングして，低下するようなら食塩を追加しましょう.

○医師：どれくらいを目安に設定すればいいですか？

K医師：個人的には**135 mEq/Lを下回らない**ように調整しています.

○医師：わかりました. 食塩はどうやって追加すればよいですか？

K医師：今言った理由で，栄養剤に混ぜてはダメです. 追加水に溶かしますが，浸透圧の観点から1〜2 g/100 mLまでにしましょう（体液浸透圧比約1〜2）. 決して少量の水に数gを溶かしてシリンジでボーラス投与，なんてことはしないでください. たとえば20 mLに3 g溶かすと浸透圧比は約17となってしまいます. 度重なると胃粘膜を傷めてしまうので要注意です.

○医師：ここでも浸透圧がかかわってきますね. 知らないまま栄養剤に混ぜたり少量の水に溶かしたりして投与するところでした. 栄養素のバランス上，どうしても複数種類の栄養剤を使いたいときはどうすればよいですか？

K医師：朝は栄養剤A，昼はB，夕はCという具合に，投与のタイミングで分けています.

○医師：なるほど. 投与方法を工夫するとリスクなく投与できますね.

胃食道逆流からの誤嚥性肺炎は避けなければ！

○ 医師：ほかに，特に注意が必要な合併症はありますか？

K 医師：経腸栄養管理では重篤な合併症は起こりにくいと説明しましたが，例外もあります．その代表が**誤嚥性肺炎**です．

○ 医師：あー，重症化した症例を知っています．なぜ起こるのでしょう？

K 医師：栄養剤が咽頭・口腔内に逆流して気道内に流れこんで発症する場合と，口腔内の汚染物質が唾液とともに流れ込んで発症する場合があります．経口摂取をしていないと唾液の分泌量が減少するでしょう？そうすると自浄作用が低下して，口腔細菌が増殖してしまいます．なので，**絶飲食中の患者さんほど口腔ケアが大事です**．

○ 医師：怖いですね．早速，歯科口腔外科に口腔ケアを依頼します．栄養剤の逆流・誤嚥を防止するためには，どんな注意が必要ですか？

K 医師：経鼻胃管を入れ替えたときは必ず胸部 X 線を撮影し，注入前には毎回胃液を吸入して先端が胃内にあることを確認しましょう．カテーテルの先端が U ターンして食道にきている場合がありますので．胃の排出遅延が予想される患者さんでは，投与速度を落としたり，消化管運動賦活薬で胃の蠕動運動を促すのも一案です．半固形状流動食も逆流防止が期待されますが，高度の食道裂孔ヘルニアがある場合は大量の栄養剤が逆流するリスクがあるので禁忌です．特に意思表示ができない寝たきり患者さんへの投与は慎重にしましょう．

○ 医師：正しい対策をして，避けなければならない合併症ですね．

リフィーディング症候群は経腸栄養管理でも起こりうる！

○ 医師：ほかにもリスクの高い合併症がありますか？

K 医師：リフィーディング症候群（refeeding syndrome：RfS）も，重症化のリスクがある合併症です．

○ 医師：リフィーディング症候群？言葉自体，始めて聞きました．どんな病態ですか？

K 医師：低栄養状態に置かれていた患者さんへ，いきなり大量の栄養を投与したときに発症する代謝性合併症です．静脈栄養で発症のリスクが高いですが，経腸栄養でも経口栄養でも起こりえます．

○ 医師：どんな病態ですか？

K 医師：主因は血清リンの低下です．低栄養の状態が長くなると，代謝の主体は糖質から脂肪に移行して，主なエネルギー基質はケトン体になります．そうなると当然，主要なミネラルも枯渇した状態といえます．ここに代謝能力を超える大量の栄養，特に糖質を投与するとインスリンが大量に分泌されて（インスリンサージ），グルコースが急速に細胞内に取り込まれます．同時にリンも細胞内に移動して ATP（アデノシン三リン酸）の産生や新たに合成される組織に取り込まれて大量に消費されることで，血中濃度が急速に低下します．

○ 医師：リンが低下するとどんな症状が起こるのですか？

K 医師：リンは前述した役割のほか，多くの酵素やセカンドメッセンジャーの活性化にも欠かせませんよね．さらにヘモグロビンの酸素化や，腎での酸塩基平衡にも必要です．そのため生

表4 ● リフィーディング症候群高リスク患者の判断基準

● 以下の1項目以上を有する
・BMI＜16
・過去3〜6カ月間の意図しない15%以上の体重減少
・10日以上の経口摂取量減少あるいは絶食
・栄養治療開始前の血清カリウム，リン，マグネシウム低値

● 以下の2項目以上を有する
・BMI＜18.5
・過去3〜6カ月間の意図しない10%以上の体重減少
・5日以上の経口摂取量減少あるいは絶食
・アルコールの濫用あるいはインスリン，化学療法，制酸薬，
利尿薬を含む薬剤の使用歴

文献1より引用.

体のほぼすべての生理システムが重大な影響をうけ，心筋収縮障害，呼吸不全，血球機能不全，痙攣などを引き起こします.

○医師：怖いですね. 注意が必要なのはリンだけですか？

K医師：カリウム，マグネシウムも同様に細胞内に取り込まれて血中濃度が低下するので，致死的不整脈や神経筋合併症を引き起こす可能性があります.

○医師：なるほど…. 低栄養の患者さんはできるだけ早く栄養状態を改善したいので，最初からしっかり投与したほうがよいと思っていました. リンはルーチンでは検査をしないので，今まで気がつかないまま危ない状況を起こしていたかもしれません.

K医師：原因も予防法も確立されていますので，RfSの概念を頭においてさえいれば防げます. 発症のリスクが高い患者さんの判断基準（表4）を確認しておきましょう[1].

○医師：高リスクの患者さんへの栄養管理は，具体的にどうすればよいですか？

K医師：糖質を代謝する過程でビタミンB_1の需要も亢進するので，まず大量のビタミンB_1を経静脈的に投与します. ビタミンB_1欠乏による乳酸アシドーシスやWernicke脳症を防止するためです. その後，低栄養の重症度によりますが5〜10 kcal/kgで栄養投与を開始して，頻回に電解質をモニタリングしながら1〜数日ごとに100 kcalずつ増量し，7〜10日かけて当初の必要量〔予測TEE（total energy expenditure：総エネルギー消費量）の80%程度〕に到達します.

○医師：モニタリングはどれくらいの頻度ですべきですか？

K医師：開始前の電解質濃度は正常なことがよくありますが，安心してはいけません. 栄養投与後に急速に減少するので，開始から5時間後にまず1回，その後も連日測定して必要に応じて電解質を補正して正常上限に近い値に維持しつつ，栄養投与量を増量します（図2）[2].

○医師：ややこしいですね. 低栄養状態の患者さんには栄養投与量をできるだけ増やさない方がよいような気がしてきました.

K医師：それでは本末転倒です. きちんとモニタリングして必要な対応をして，本来の目的である栄養状態の改善を果たすことが栄養治療です.

○医師：ふぅ…. 栄養管理って，簡単ではありませんね.

K医師：栄養管理は奥が深いですよ. でも正しく行うと合併症を起こすことなく栄養状態が改善して，ひいては全身状態を改善できるので，やりがいはあります.

```
┌─────────────────────────────────────────────────────────────────┐
│  栄養治療前に，血清 K，P，Mg, ビタミン B₁ 濃度を測定する          │
└─────────────────────────────────────────────────────────────────┘
                              ↓
┌─────────────────────────────────────────────────────────────────┐
│  ビタミン B₁ 200～300 mg を静脈投与する．以後は経口ビタミン B 剤を投与する  │
└─────────────────────────────────────────────────────────────────┘
                              ↓
┌─────────────────────────────────────────────────────────────────┐
│  脱水があれば補正し，必要に応じて K，P，Mg を補充する             │
│  目安として    K   2～4 mmol/kg/ 日                               │
│                P   0.3～0.6 mmol/kg/ 日                           │
│                Mg 0.2 mmol/kg/ 日  静脈投与  または 0.4 mmol/kg/ 日 経口投与 │
└─────────────────────────────────────────────────────────────────┘
                              ↓
┌─────────────────────────────────────────────────────────────────┐
│  少量（5～10 kcal/kg/ 日）から栄養投与を開始する                  │
│  1～2 日ごとに投与量を漸増し，7～10 日間かけてゆっくり増量する     │
│  開始から 1～2 週間は頻回に電解質濃度を測定する                    │
│  必要に応じて電解質を補正し，正常範囲内に維持する                  │
└─────────────────────────────────────────────────────────────────┘
```

図2 ● リフィーディング症候群を起こさない栄養管理 [2)]

○医師：この患者さんは，入院から 1 週間末梢からの点滴だけという低栄養管理時期があったことから数日間かけて必要量に増量したのですね．…それから，ST さんによると今後も長期的に実用的な経口摂取は難しいようなので，そろそろ胃瘻造設について説明をしようと思っています．

K医師：それがよいです．のど元にカテーテルがない方が嚥下訓練もやりやすいですから．胃瘻からしっかり栄養投与をして栄養状態を維持しながら，リハビリを続けましょう．

文 献

1）「Nutrition support in adults Oral nutrition support, enteral tube feeding and parenteral nutrition」（National Institute for Health and Clinical Excellence, et al, eds），2006
https://www.nice.org.uk/guidance/cg32/evidence/full-guideline-194889853
2）神経性食思不振症.「静脈経腸栄養ガイドライン 第3版」（日本静脈経腸栄養学会 / 編），pp369-375, 照林社，2013

　＊次回は，侵襲時＋耐糖能障害（糖尿病合併）患者さんについて，適切な経腸栄養管理を考えていきましょう．

栗山とよ子（Toyoko Kuriyama）

福井県立病院 内科主任医長・NST 委員長
今回は経腸栄養管理に伴う合併症のうち，頻度の高いあるいは重症化しやすい合併症の原因と対策を解説しました．正しい知識に基づいて管理すれば，ほとんどが防止できるものです．その一助になることを願っています．

中尾篤典
（岡山大学医学部 救命救急・災害医学）

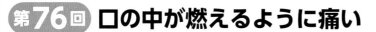

第76回 口の中が燃えるように痛い

　ある休日の輪番日，「口の中が燃えるように痛い」という60歳代の女性が受診されました．舌や口の中を診察しましたが，発赤やアフタのような口内炎はなく，白苔の付着もありませんでした．微量元素欠乏やSjögren症候群，ヘルペスなども考えて，「明日内科で相談してみてください」と紹介状を書き鎮痛薬を処方して帰宅いただきましたが，翌月に同じ患者さんが，「いろいろと調べたけれど原因がわからず全然治らない」といって救急外来に来られました．これは救急で診ることかな？と思ったのですが，せっかくなのでこの患者さんのことを仲良しの歯科口腔外科の先生に聞いてみますと「口腔内灼熱症候群（burning mouth syndrome）と呼ばれる疾患だと考えられ，薬の副作用で起こる場合がある」とのことでした[1]．そこで早速，服用されていたACE阻害薬を中止し，β遮断薬に変更してみたところ数週間で症状は軽快しました．

　口腔内灼熱症候群は，歯科の先生には馴染み深い疾患だそうですが，われわれ医科ではあまり診ることはありません．中高年の女性に多く，舌に明らかな病変がないけれど，舌を中心に口腔内にヒリヒリした感じや灼熱感などの不快な痛みを訴える疾患で，その病態はまだ完全に理解されているわけではなく，局所的，全身的，精神的要因の相互作用が関与しているといわれています[2]．治療についてはさまざまな方法が提唱されていて，現在，最も有望な治療法は抗うつ薬を中心とした薬物療法だそうです．一方で抗うつ薬の副作用で口腔内灼熱症候群が現れることがあり，奥が深そうです[3]．

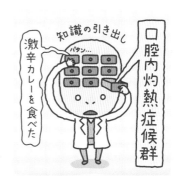

　この患者さんは，口腔内の痛みという不快感の他に，食欲低下や不眠などの訴えもあり，よくある不定愁訴で対応に苦慮しましたが，ちょっと面目がたちました．多彩な訴えをもって救急外来を受診される患者さんを診るためには，知識の引き出しを多くもっておくことが必要であると改めて認識しました．

文　献

1) Brown RS, et al："Scalded mouth syndrome" caused by angiotensin converting enzyme inhibitors：two case reports. Oral Surg Oral Med Oral Pathol Oral Radiol Endod, 83：665-667, 1997（PMID：9195620）
2) Teruel A & Patel S：Burning mouth syndrome：a review of etiology, diagnosis, and management. Gen Dent, 67：24-29, 2019（PMID：30875303）
3) Raghavan SA, et al：Antidepressant-induced Burning Mouth Syndrome：A Unique Case. Korean J Pain, 27：294-296, 2014（PMID：25031818）

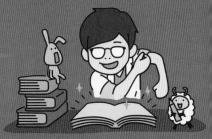

Dr. ヤンデルの 勝手に 索引作ります！

通読できるように作られた医学書の索引を、市原が勝手に作り直して遊びます。

市原 真

第3回
外科センスで勝手に索引！

||| **今回のお題本** ➡

ストーリーで身につく外科センス

スキマ時間でスキルMAX！

寺尾保信，去川俊二／編集

■ 定価（本体4,800円＋税） ■ A5判
■ 246頁 ■ 克誠堂出版

　第3回．本企画の担当編集者のスーさん（薄幸そう）をして，「こんな本を作れる編集者になりたい」と言わしめた本である．帯の口説き文句にぐっとくる．「現代を生きる外科系医師に！」

　よし，私もこう見えて「外科病理」に携わる人間であるぞ．だったら読んで損はないだろう．

　ところがパラパラとめくってみると，ガイドラインや切除範囲診断など，病理に関係がありそうな内容はほとんど，というか全く出てこない．これはもしや，手技とか処置のことを書いた本なのかな？正直，少し気後れしてしまう．表紙のフォントの中にメスや鑷子があしらわれている点も象徴的だ．

　病理医というのは解剖以外の手技をほとんど行わない職種である．いわゆる「修行」の末にたどり着くような，「条件反射」，「神の手」，「徒弟制度で叩き込まれる匠の技術」にはとんと縁が無い．うーむ，これ，私が読んでいい本なのだろうか．

　執筆者のお名前を表紙の折り返しに見つける．お二人とも形成外科医である．一般的な外科医が書いているわけでもない，あぁ，後ずさりする歩調が早まっていく．

◆ ◆ ◆

　おっかなびっくり読み始め，一時間半．

　……私は大喜びでTwitterに投稿していた．「すごい本を見つけたぞ！」さっそくもう1冊購入して当院の初期研修医室に寄贈する．多くの若手医師にぜひ読んで欲しい．読む前になぜあれほど躊躇していたのか，自分の不明を恥じるばかりだ．これぞ，教科書．克誠堂出版さんってすごいな．最初，「知らない版元だ」と死んだ目をしたシンジ君みたいなことを言ってどうもすみませんでした．歴史ある版元で，麻酔や形成外科などの（私が無知な）ジャンルで本・雑誌を多数出版されている．

　緊張と緩和のカタルシスに紙幅を使っている場合ではない，そろそろ今回の「勝手に索引」を見ていただこう．いつものように，Webでは**完全版**を公開．本稿では一部を抜き出して説明する．

▼第3回 完全索引

🐰 市原のオリジナル索引①

読み	項目	サブ項目	掲載ページ
あんぎお	アンギオソームという概念		150
あんちょ	安直なポケット版やタブレットのアプリでしか解剖を勉強しない外科医		106
いきてこ	生きてこそのQOLでしょ		213
いたいの	痛いのは，皮膚と筋膜		80
いと	糸		95，97
いとのい	糸の意図，つまりきれいに治したいという術者のメッセージ		47
いんあつ	陰圧	——閉鎖療法	120
		——の刺激により肉芽が増殖するメカニズムは完全には解明されていない	120
うたがう	疑うような沈黙，もう，やめないか		201
うみがた	膿が溜まっている状態に薬を使っても，焼け石に水		100
おんせん	温泉で創が治るんですか？		53

　こうしてまとめてみると索引項目の大半が「**セリフ調**」だがこれには理由がある．

　本書は小説仕立てのストーリーパートと，章ごとに挿入されるイラスト解説・ミニマンガコーナーとで構成されている．登場人物のセリフはもちろんだが，地の文もどことなく散文的で，いわゆる学術書然とした表現はほとんど出てこない．だから索引の語句も自然とやわらかくなる．というか普通こういう本に索引はない．

　医学書には「辞書型」のものと「通読型」のものがあるということを，私は本連載の**第0回**（Web掲載）で述べたが，本書は完全に通読型である．さらに言えば，かつての大学入試センター試験・国語の大問1のような論説ではなく，「大問2」，すなわち物語だ．現場の文脈をゲシュタルトごと与えてくれる形式ということである．まるで我が企画のために書かれたような本……というと自意識過剰だけれども，「文脈を思い出すことで芋づる式に知識を取り出せるような索引を作る」という本企画にとって，医療現場のナラティブがセリフ形式で書かれた本ほどマッチするものはない．

▼連載 第0回

　もっとも，小説＋マンガだからいい本だと安直に結論したいわけではない．どうせ読者諸氏はそろそろ鼻白んでくるころだろう．「医療現場を小説仕立てにした本？　あーなんかもう想像つくからいいよ」「マンガでわかる？　そういうのさんざん読んだよ」「ヒマでしょうがないときにさらっと読んでやってもいいけど」くらいの方もいらっしゃるのではないか．

　そういう方と私は，たぶん気が合うと思う．私も，読者の知能を低めに想定した教科書が嫌いだ．そして，だからこそ，私が本書を読了したあとに作った索引には本気で目を通して欲しい．この本が「安易な教科書」だったら，たとえばこんな索引項目は作れないと思う．

🐰 市原のオリジナル索引②

読み	項目	サブ項目	掲載ページ
はかくと	「破格」とされた多くの事象が，術者の勘違いであった		106
はくり	剥離	鞘，膜，疎性結合織，ここで剥がせば——は簡単だ	35
		適度な牽引で——すべき線が見えてくる	34
		ヘルニアは膜の——，血管は鞘の——	36
		みかんを剥くのも——と一緒	37
		——の道具	39
はっきん	薄筋で骨盤底の支えを作って，皮島部分で皮膚欠損の再建，なるほど		144
はっぽん	八本入りのコントロールリリースの糸が一本足りなくてもうーパック出したり		96

「剥離」にこれだけ興味を惹かれることが病理医の日常にどれだけあるだろう？まさかの「手技の説明」に感動し，索引として抽出してしまうという誤算．読ませる，考えさせる，うーん，テクい！

とはいえ，「剥離」でみかんの話かよ，などと，まだイマイチ信用していない（私に似た）読者諸氏には，こちらもご覧頂きたい．

🐰 市原のオリジナル索引③

読み	項目	サブ項目	掲載ページ
ばんそう	伴走者の襷		237
ひつよう	必要な組織をデザインする		144
ひべん	皮弁	植皮ができない場所を塞ぐ場合やそのまま縫うと緊張が強い場合に覚えておくと役に立つ	133
		ポートやペースメーカーなどの露出，抗癌剤の点滴漏れによる皮膚壊死などにも有効	133
		──の形にルールはあるんですか？	134
		局所──の適応	137
		──の種類	137
		──血流あれこれ	140
		最終的には遊離──	144
		筋──のこと，ちゃんと理解してる？	145
		茎が長いひまわり（花が──）のようなイメージ	145
		遊離──は台木に穂木を接ぐ接ぎ木のイメージ	145
		有茎移植では，被覆したい場所が──の末梢端，つまり最も血行が悪い部分になるのが欠点	145
ふきぬけ	吹き抜け骨折や頬骨骨折の診断にはCTが有効		110
ふくしは	複視はないか？上口唇や歯茎のしびれは？開口制限や咬合のずれは？		110
ふつかめ	二日目のカレーを常温で置いておく		119

いやいやいや……と（読んでない人は）ツッコむだろう．「**皮弁**」にのめりこみ過ぎである．ぶっちゃけ自分でも驚いた．でも読んだ人は納得するはずだ．「皮弁に感動するよね」「患者の傷跡についてめちゃくちゃイメージしやすくなるね」「皮弁の適応までスッと思い浮かぶようになるよね」．

> 縫合，植皮，陰圧閉鎖療法．
> 創処置，瘻孔，軟膏……そして，メス，糸．

「外科の人間が『修行』の末に身につけるものであり，病理医には一切関係ない」と思っていた内容たちが，おもしろくてしょうがない．

そもそもこれらは初期研修において多くの医師が知りたいと感じているはずの内容だろう．医学生時代にはほとんど習うことがなく，「現場で慣れるしかない」と言われ，看護師に冷たい目でみられながらコチコチと秒針の音を気にしながら汗をかきながら泣きながら取り組んできた実務の数々．それが見事に物語化され，イメージとして縮約されている．マンガという「解釈に空間を用いる表現」と，小説という「解釈に時間を使う表現」とが，互いの背中を守りながら，「手技」や「処置」といったこれまで後輩に伝えることが難しかった内容を，どでかい船ときらびやかなタックルで正々堂々釣り上げようという松方弘樹的な本．

🐰 市原のオリジナル索引④

読み	項目	サブ項目	掲載ページ
むかしの	昔のエライ先生は，みんなヒゲだね		208
めす	メス	——の刃の種類	25, **29**
		——の持ち方	26, **30**
		——を立てたら，この重さを感じることはできない	26
		——先に，上肢全体の重さをどっしりかける感じで，力を抜いて，すぅーっ	30
めんじゃ	面じゃなくて線での癒合だな		165
もののつ	モノの伝え方には，絵や造形のような空間を使うものと，音楽や言葉のような時間を使うものがある		162
ゆうりそ	遊離組織移植の診療報酬は92,460点		147
らすぼす	ラスボスのイラスト		148
らっしゃ	らっしゃい		28
らっぷ	ラップ		18, **21**
ろうこう	瘻孔	——の治療には三原則がある	157
		——とはなんぞや	159

　ここまで書いてもなお疑心暗鬼の方に向けて，以下を記す．

　正直に申し上げて，こういう形式の教科書を考えつく著者は「死ぬほどいる」．私だって，自分が何か本を書こうと思ったときに「定期的にマンガ挟んでもらえたら読者を惹き付けることができてラクだろうな」と何度思ったことか．しかし，本書では小説部分とマンガ部分のクオリティが類を見ないほどに高い．相当な量の本を読んできたが，「稀有」だと思う．

　なぜここまで高次元のハーモニーを達成できたのか．あくまで本書の場合だが，職業小説家やマンガ家を介さずに，ガチの医師2名が小説パートとマンガパートを自分で創作しているというのがキモだと思う．私は何度も奥付を振り返ったりググったりしながら，「この人たちはもしや"元医師"で，今はプロの小説家とかプロのマンガ家だったりしないのかな？」と確認した．担当した編集者はきっと原稿を見て泣いただろう．

　異常に文章が美しい寺尾先生．医療現場のナラティブを小説的ナラティブと重奏させるための，モチーフの選び方にほれぼれする．表現が巧みなのにいやらしさがない．すごいな．テレビドラマの脚本とか普通に書いてそう．

　ここで細かいけど重要なポイントを1つ指摘しておく．小説の序盤にある登場人物表を見て，「なんか知らん名前がいっぱいだなー」と軽く引いたあと，本を読み終わってもう一度登場人物の一覧を見て，「全員わかるぜ！」と喜べる．これ，案外珍しいと思う．キャラクタに血を通わせてないと無理．プロの作家が書いても時折やらかしている（失礼）．その点，この本は人物一人ひとりが生きている．血流が通っている．例えるならば，きちんと**デザインされた皮弁**だ．皮下組織からの血流を「ディレイ」で利用するように，バックグラウンドをきちんと描いて「血を通わせてから」，最終章で「概念編」を語る構築のうまさ！

　その寺尾先生を，199ページのイラスト内で「ホントいろいろよく知ってるなー」とメタにほめたたえる去川先生がまたすごい．「えっ，マンガの監修してるわけじゃなくてご自身で描かれてるの？」と二度見してしまう．ご本人いわく「戯画」とのことだが，愛着の湧く絵柄と正確な描写はもちろん，

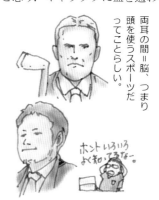

両耳の間＝脳，つまり頭を使うスポーツだってことらしい。

ホント いろいろ よく知ってるなー。

※克誠堂さんのご厚意によりカラー原版をご提供いただきました

間合いと目線（作者，読者，そしてマンガの登場人物すべて）とが絶妙で，文章とは違う角度から「外科センス」を見事に描き出す．形成外科医としての視点をイラストレーションに溶け込ませることは，プロのマンガ家にとっては難しいだろう．プロの形成外科医だからこそできることだ．

◆ ◆ ◆

索引に「相葉（あいば）」が入っている理由，これはもう，読んだ人にしかわからない．読了した人がいるなら握手をしよう，その人はあるいは「茉奈」とか「優香」を索引に入れたいとゴネるかもしれないが，それはそれで「わかる」，私たちはきっとわかり合える．

Profile

市原　真（Shin Ichihara）
JA 北海道厚生連札幌厚生病院病理診断科

twitter： @Dr_yandel
略　　歴： 2003 年 北海道大学医学部卒業，2007 年 3 月 北海道大学大学院医学研究科 分子細胞病理学博士課程修了・医学博士
現　　職： 札幌厚生病院病理診断科 主任部長
所属学会： 日本病理学会（病理専門医，病理専門医研修指導医，学術評議員・社会への情報発信委員会委員），日本臨床細胞学会（細胞診専門医），日本臨床検査医学会（臨床検査管理医）

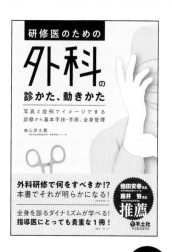
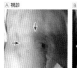
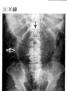
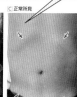
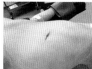

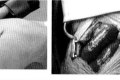
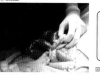

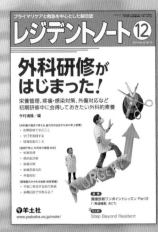
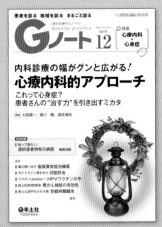
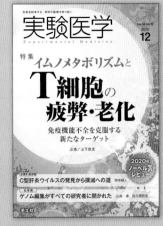
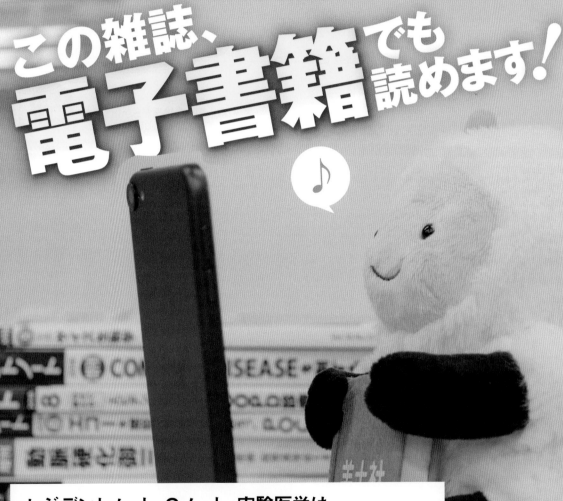

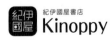

研修医は読まないで下さい!?

研修医はこの稿を読んではいけません.
ここは研修医を脱皮？した医師が，研修医を指導するときの参考のため
に読むコーナーです．研修医が読んじゃうと上級医が困るでしょ！

なめたらいかんぜ Stroke Part6
〜曖昧模糊（あいまいもこ）の脳出血〜

福井大学医学部附属病院総合診療部　林　寛之

脳出血のあるようでないようなエビデンス

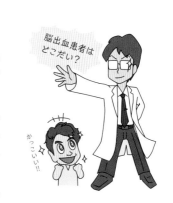

脳卒中は，脳梗塞も脳出血も含んだ概念だ．昔の人は脳出血（intracerebral hemorrhage：ICH）のことを脳溢血と呼んでいたが，こんな言葉は最近の若先生は聞いたことないだろうなぁ．脳出血はCT一発でほぼ診断がつき，どんな真夜中に呼んでも颯爽と登場する脳外科の先生のなんと格好いいことか…あぁ，脳外科医になりたかった….INTERACT2試験のサブ解析（Cerebrovasc Dis, 40：114-120, 2015）では時間外に脳出血で受診しても予後の悪化は認めなかったというが，それはやっぱり志高い脳外科の先生が治療にかかわったからじゃないのかしら？（偏見入ってます…ハイ，いい意味で）．医学生のときから賢かった人がなるというイメージが強い脳外科．コード・ブルーの山Pも結局救急を離れて脳外科医になって世界に羽ばたくという筋書きになっていた．

脳出血は重大な疾患であり，治療は確立されているものの，案外エビデンスに乏しく決定打に欠けており，本当は曖昧模糊たる現状なんだよねぇ．

患者F　60歳　男性　　　　　　　　　　　　被殻出血

寒い冬，患者Fが同僚と酒を飲んでいた．マッコリ（韓国の白いお酒）は酔わないからと，悪友に勧められガンガン飲んでふらふらになってしまった．居酒屋の寒々したトイレで頭痛を訴えた後，倒れて意識不明になったということで救急車で搬送された．研修医Mがすばやく診察し，右不全麻痺を発見．血圧200/110 mmHg，脈拍66回/分，血糖150 mg/dL．意識レベルはJCS Ⅱ桁（Ⅱ-20），GCS 10（E2V3M5）であった．頭部CTでは，左被殻出血を認めた．研修医Mは脳外科医をすぐにコールしつつ，降圧を指示した．

研修医M

「脳出血の降圧ってどれくらいを目標にすればいいんですか？ 脳梗塞はあまり下げない方がいいと聞いたことがありますが，脳出血はどんなエビデンスがあるんですか？」

脳出血降圧治療のエビデンス

1) 脳出血の血圧コントロールの難しさ

　脳梗塞はペナンブラ〔連載第201回（2020年8月号）参照〕を救うため，安易に降圧してはいけない．rt-PAを使用する場合は，収縮期血圧180 mmHg以下にコントロールする．rt-PA適応外の場合に，血圧220/130 mmHg以上なら下げるというのはエキスパートオピニオンだ．ま，これくらい血圧が高ければ自己調節能も効かなさそうで，下げたくなるけどね．

　一方，脳出血は出血を助長しないために降圧するというのが大原則だ．しかし，頭蓋内圧（intracranial pressure：ICP）が亢進しているのに，血圧をストンと正常まで下げてしまうと，脳そのものへの血流（脳灌流圧．cerebral perfusion pressure：CPP）が低下してしまう．つまりCPPが一番大事であり，直接CPPを測定できないところに，脳出血の血圧コントロールの難しさがある．CPP＝MAP－ICPなので，ICPがバリバリ高ければ平均動脈圧（mean arterial pressure：MAP）もある程度高くないとCPPは保てない．一方ICPがそれほど高くないのなら，MAPも正常まで下げても問題はない．ICP測定が容易でない現場では，ここでやはりエキスパートオピニオンが登場するわけだ．

　日本脳卒中学会の「脳卒中治療ガイドライン2015［追補2019］」では目標値が設定してあるのでこれは覚えておきたいところだ．でも果たしてそれに対するエビデンスはどれくらいあるのかは結構疑問なところで，「考慮してもよい」という表現になっているのが興味深い（表1）．

2) 各研究での結果

　INTERACT2試験が収縮期血圧の強化治療群（割り付け後1時間以内に140 mmHg未満に降圧した群）と標準治療群（目標降圧180 mmHg未満）を比較検討した際に，ガンガン血圧を下げても安全で，かつmodified Rankin scale（mRS）で神経予後がよかったという結果がランドマーク研究となった．でもこれって副次評価項目であり，主要評価項目である90日後の死亡や重大な機能障害には差がなかったんだ．投与された薬剤がさまざまであり，標準治療群でもするすると血圧が下がってくる患者もいたため，うまく両群を比較できるかどうかという点では欠点も多かったかもね．

　続くATACH-Ⅱ試験ではニカルジピンで厳格に強化治療を行ったら，標準治療との有意差を示さなかった．こんなに反対の結果が出るなんて…と愕然とした人は多い．そもそも来院時収縮期血圧が180 mmHgを超えていた患者が，ATACH-Ⅱ試験では全例であったのに対して，

表1　脳出血急性期の降圧目標

◆ 脳出血急性期の血圧は，できるだけ早期に収縮期血圧140 mmHg未満に降下させ，7日間維持することを**考慮してもよい**（グレードC1）
◆ 脳出血急性期に用いる降圧薬としては，カルシウム拮抗薬あるいは硝酸薬の微量点滴静注が勧められる（グレードB）．カルシウム拮抗薬のうち，ニカルジピンを適切に用いた降圧療法を**考慮してもよい**（グレードC1）
◆ 可能であれば，早期にカルシウム拮抗薬，アンジオテンシン変換酵素（ACE）阻害薬，アンジオテンシンⅡ受容体拮抗薬（ARB），利尿薬を用いた経口治療へ切り替えることを**考慮してもよい**（グレードC1）

「脳卒中治療ガイドライン2015［追補2019］」より作表．

INTERACT2試験では半数しかいなかった点が大きく異なる．またATACH-II試験ではニカルジピン持続点滴による厳格な降圧であったのに対して，INTERACT2試験では前述の通り経口薬を含むさまざまな降圧薬が使われていた．

INTERACT2試験のサブ解析では，24時間の平均収縮期血圧130～139 mmHgの場合，最も神経予後がよく，収縮期血圧が130 mmHg未満ではむしろ悪かった．血圧の下げすぎは悪いと薄々みんな知っているだろうから，やっぱりねという感じかな．実は降圧薬中止基準も異なり，ATACH-II試験では110 mmHg，INTERACT2試験では130 mmHgなので，ここでも結果は変わってくる．臨床研究ってなかなか難しいねぇ．

Cordonnierらのreviewでは**収縮期血圧は130～140 mmHgに降圧するよう**推奨している．あぁ，これもエキスパートオピニオンなんだけどね．日本のSAMURAI-ICH試験では降圧目標120～160 mmHgのうち，最も厳格に血圧を下げた群において神経予後不良や血腫増大が最も少なかったので，**120～130 mmHgはなかなかいいんだ**．実際臨床現場では，これくらいの血圧にずっとキープし続けるのって，案外難しいんだよね．だから，おおよその目標値として理解するのでいいんだってばさ．目標血圧は120～160 mmHgでいいとする論文もある（J Am Coll Cardiol, 75：1819–1831, 2020）．

3) ニカルジピンの使用法

ニカルジピンは各施設での使用法に沿えばいいが，おおよそ4～5 mg/時で持続点滴を開始し，5分ごとに調整していく．目標血圧に達したら2～3 mg/時に点滴速度を抑えて目標血圧を維持していく．

昔の日本ではニカルジピンは"止血が完了していない脳出血には使用してはいけない"という「とんでも禁忌」となっており，実に使いづらい黒歴史があるんだ．世界では当たり前のようにニカルジピンを使っていたのに，日本では脳出血にニカルジピンを使用して予後が悪ければ訴えられるという恐怖があったのだから最悪だ．日本脳卒中学会をはじめとする学会が動き，2011年6月にようやく厚生労働省が添付文書から禁忌の文言を外した．科学の進歩と保険の縛りや添付文書内容が相入れないことって多いよねぇ．

脳出血の降圧療法
- なるべく早く収縮期血圧120～140 mmHgをめざそう！ めざしてもよい！ めざそうかな！
- 下げ過ぎ（120 mmHg未満）は避けよう
- ニカルジピンの持続点滴で！

Check！文献

1) Hemphill JC 3rd, et al：Guidelines for the Management of Spontaneous Intracerebral Hemorrhage：A Guideline for Healthcare Professionals From the American Heart Association/American Stroke Association. Stroke, 46：2032-2060, 2015（PMID：26022637）

　↑必読文献．米国の脳出血ガイドライン．

2) Cordonnier C, et al：Intracerebral haemorrhage：current approaches to acute management. Lancet, 392：1257-1268, 2018（PMID：30319113）

　↑必読文献．脳出血の急性期管理についてのよくまとまったreviewです．

3) Anderson CS, et al：Rapid blood-pressure lowering in patients with acute intracerebral hemorrhage. N Engl J Med, 368：2355-2365, 2013（PMID：23713578）

　↑INTERACT2試験．発症6時間以内の脳出血患者に対して強化降圧療法群と標準降圧療法群を比較検討した．90日後の死亡率は差を認めなかったが，神経機能予後の改善が認められ，これ以降世界の脳出血ガイドラインが改訂された．

4) Qureshi AI, et al：Intensive Blood-Pressure Lowering in Patients with Acute Cerebral Hemorrhage. N Engl J Med, 375：1033-1043, 2016（PMID：27276234）

　↑ATACH-Ⅱ試験．発症4.5時間以内の脳出血患者に対してより厳格に強化降圧療法（110〜139 mmHg）を行ったら，標準治療群（140〜179 mmHg）と比べて神経予後の改善は認めないというINTERACT2と反対の結果となった．中間解析で有効性を認めず，試験が中断された形となった．

5) Arima H, et al：Optimal achieved blood pressure in acute intracerebral hemorrhage：INTERACT2. Neurology, 84：464-471, 2015（PMID：25552575）

　↑INTERACT2のサブ解析．血圧が高いほど身体機能が悪く，血圧130〜139 mmHgが90日後の身体機能が最も転機良好で，130 mmHg未満はむしろ身体機能は不良であった．

6) Sakamoto Y, et al：Systolic blood pressure after intravenous antihypertensive treatment and clinical outcomes in hyperacute intracerebral hemorrhage：the stroke acute management with urgent risk-factor assessment and improvement-intracerebral hemorrhage study. Stroke, 44：1846-1851, 2013（PMID：23704107）

　↑SAMURAI-ICH試験のサブ解析．発症3時間以内の高血圧（＞180 mmHg）の患者を対象に120〜160 mmHgへの降圧を24時間施行した．血圧が高いほど，神経予後が不良で（OR 4.45），33％以上の血腫増大がみられ（OR 1.86），予後不良（OR 2.03）となった．120〜130 mmHgの降圧群がいい転帰というのはなかなか興味深い．

7) Boulouis G, et al：Intensive blood pressure lowering in patients with acute intracerebral haemorrhage：clinical outcomes and haemorrhage expansion. Systematic review and meta-analysis of randomised trials. J Neurol Neurosurg Psychiatry, 88：339-345, 2017（PMID：28214798）

　↑強化降圧療法のシステムレビューと5つの研究のメタ解析．3カ月後の予後に関しては強化降圧療法も標準降圧療法も有意差なし．しかし，24時間後の血腫増大は強化降圧療法の方がOR 0.82で抑えられる…といっても95％CIは0.68-1.00で，1を含んでいるのでイマイチ．

8) Lattanzi S, et al：How Should We Lower Blood Pressure after Cerebral Hemorrhage? A Systematic Review and Meta-Analysis. Cerebrovasc Dis, 43：207-213, 2017（PMID：28241129）

　↑強化降圧療法のシステムレビューと5つの研究のメタ解析．文献7と同じ結果．

研修医M

「脳外科医の先生に脳出血の血腫量はどれくらいって聞かれましたが，まだ計算してませんって答えときました！」

脳出血の血腫増大がカギ

コラコラ，爽やかにすぐに脳外科コールするのも大事だが，**電話を受ける脳外科医は出血部位のみならず，血腫量，GCS，脳室穿破の有無，抗血栓薬の内服歴は絶対に知っておきたい情報**だから，きちんと報告しよう．CTでは大まかに血腫の縦×横×高さ×1/2で血腫量が計算できる．**血腫量30 mL以上は予後が悪くなる1つの指標**だ．

脳出血は，脳卒中の10〜20％を占め，約40％が最初の1カ月で死亡し，神経機能予後良好で自立して生活できる人はたったの12〜39％しかいない（Lancet, 373：1632-1644, 2009／J Stroke, 19：3-10, 2017）という，なんとも予後の悪い疾患だ．血腫が大きければ脳を圧迫するし，血腫が経時的に増大してくればやはり予後が悪い．血圧が高いと38％の脳出血患者の血腫が増大し，血腫増大を呈した患者の25％は最初の1時間で血腫増大が起こっているため，なるべく早く血圧コントロールすることが重要だとわかる．血腫が1〜3 mL増大するごとに死亡や寝たきりが7％増えるというから恐ろしい（Sci Rep, 7：143-145, 2017）．

血腫増大が予後不良と関係するものの，血腫増大の定義は今ひとつ定まっていない．血腫そのものの大きさが20〜30 mL以上（橋部なら5 mL）の場合，血腫増大が33〜40％以上（かつ6 mL以上）の場合，などといわれるが，Dowlatshahiらは血腫増大の比率よりも絶対量の方が予後に影響しているという（Neurol, 76：1238-1244, 2011）．発症6時間以降で血腫が25 mL以下であれば，血腫が増大することはない（Stroke, 28：2370-2375, 1997）．

また脳室出血そのものが予後不良と関連する．脳室出血を低用量の血栓溶解薬で洗浄してみるものの神経予後に影響はなく，積極的なよい治療法はまだ見出せていないのが現状だ．

脳出血30日後死亡率予測には脳出血スコアを使う（表2）．EXILEのドラマ「HiGH&LOW」にちなんで「High or Low」と覚えてみてはいかが？

抗血小板薬内服でOR 1.68，抗凝固薬でOR 3.48と血腫増大のリスクが上がる．

これだけ血腫増大が予後に関与することがわかっていても…残念ながら予後を改善する治療法はいまだ見つかっていないというのが，今のエビデンスなんだ．画期的な治療法ができないものかなぁ…．

CTで脳出血を見たら以下のことを脳外科医に報告しよう

- 部位と血腫量　（縦×横×高さ×1/2）
- GCS
- 脳室穿破の有無
- 抗血栓薬の内服の有無

表2　脳出血スコア：ICHスコア

	項目	点数
GCS	3～4	2
	5～12	1
	13～15	0
血腫量	＞30 mL	1
	≦30 mL	0
脳室出血あり（intraventricular hemorrhage：IVH）		1
脳出血部位	テント下	1
	テント上	0
年齢≧80歳		1

30日後死亡率
　5点：100 %，4点：97 %，3点：72 %，2点：26 %，
　1点：13 %，0点：0 %
　※6点は存在しない（テント下で30 mL以上血腫は出ないから）

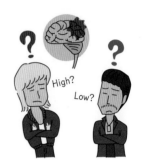

HIGH or Low と覚えよう
H：Hematoma volume
I ：IVH
G：GCS
H：hachiju「ハチジュー」
（high）or Low：テント上か下か

Check！ 文献

9)　Hemphill JC 3rd, et al：The ICH score：a simple, reliable grading scale for intracerebral hemorrhage. Stroke, 32：891-897, 2001（PMID：11283388）

　↑脳出血30日後予後予測に使えるICHスコアの原著論文．たった161人での研究なのでちょっとイマイチだけど，あちこちで引用されている．テント下の脳出血での血腫量は予後と関係なし．ちなみに開頭血腫除去術や体外脳室ドレナージは予後改善には寄与しなかった…トホホ．

10)　Li Z, et al：Hematoma Expansion in Intracerebral Hemorrhage：An Update on Prediction and Treatment. Front Neurol, 11：702, 2020（PMID：32765408）

　↑血腫量としては25～60 mL（30 mLが一番人気）をカットオフとするものが多く，血腫が大きければ予後が悪い．血腫増大の定義はいまだ決定的なものはない．必ずしも血腫増大と予後の関連は証明されていない．

11)　Carcel C, et al：Degree and Timing of Intensive Blood Pressure Lowering on Hematoma Growth in Intracerebral Hemorrhage：Intensive Blood Pressure Reduction in Acute Cerebral Hemorrhage Trial-2 Results. Stroke, 47：1651-1653, 2016（PMID：27143274）

　↑INTEARCT2のサブ解析．収縮期血圧の下げ幅が大きいほど，血腫増大は抑えられた（≧20 mmHgで3.0 mL増大，10～20 mmHgで5.0 mL増大，＜10 mmHgで13.3 mL増大）．1時間以内に血圧を下げることができた方が，それ以降に下げるよりも血腫増大は抑えられた（1時間以内で2.6 mL増大，1～6時間で4.7 mL増大，6時間以上で5.4 mL）．なるはやで血圧を下げた方が血腫増大は抑えられる．

12)　Rabinstein AA：Intracerebral haemorrhage：no good treatment but treatment helps. Lancet, 389：575-576, 2017（PMID：28081951）

　↑脳室出血に対してアルテプラーゼをドレーンから投与する治療と生理食塩水による洗浄を比較した研究が行われたが，有意差を示せなかった．機能予後はよくなるはずだが，まだ試験段階という．開頭術も第Ⅶ因子もいいデータが示せていない．積極的な介入は脳室出血に対していい結果をもたらしそうだが，まだその先は見えていない．

13) Hanley DF, et al：Thrombolytic removal of intraventricular haemorrhage in treatment of severe stroke：results of the randomised, multicentre, multiregion, placebo-controlled CLEAR III trial. Lancet, 389：603-611, 2017（PMID：28081952）

↑出血量が30 mL以下で脳室出血をきたした患者500人に対して低用量アルテプラーゼで洗浄した群と生理食塩水で洗浄した群に割り付けて検討．180日後の神経学的予後良好例（mRS≦3点）は有意差なし．180日後の死亡率はアルテプラーゼ群で低かった（18％ vs 29％）が，重症（mRS 5点）はむしろ高かった（17％ vs 9％）．脳室炎や重大な合併症は少なかった．

14) Al-Shahi Salman R, et al：Absolute risk and predictors of the growth of acute spontaneous intracerebral haemorrhage：a systematic review and meta-analysis of individual patient data. Lancet Neurol, 17：885-894, 2018（PMID：30120039）

↑36の研究の5,435人を対象にメタ解析．20％に血腫増大を認めた．発症からCTまでの時間が早いと血腫増大し（5.1時間 vs 1.5時間：OR 0.5），初見時の血腫が大きいほど血腫増大が多く（33 mL vs 6 mL：OR 7.18，ただし75 mLがピークでそれ以上は低下傾向），抗血小板薬内服中でOR 1.68，抗凝固薬内服中でOR 3.48と増加した．造影CTでspot signがあるとOR 4.46であった．

研修医M

「どこかの本でspot signって書いてあったんですけど…それってなんですか？」

単純・造影CT読影のポイント

1）重要なサインを見逃すな

造影CTをした際に，血腫内に造影剤の漏れを示すspot signを認めた場合は，これから血腫がどんどん大きくなるというサインなのだ（感度54.1〜63.4％）．脳室出血では奇形などを考慮して血管造影が推奨されるが，通常の脳出血では造影まですることは少ないから，あまりお目にかからないね．さすが造影をすると血管漏出がわかるので，これから血腫が増大することが予想しやすい．

造影まではあまりしないとして，単純CTであっても血腫増大の予測をできないこともない．血腫がまだら状や渦巻き状になっているところはまだ血液が流れている（swirl sign）ということなので，血腫が増大してくる可能性があるんだけど，感度はspot signと比べものにならないくらい低いんだ（感度28.0〜30.3％）．

単純CTではそのほかsatellite sign（別名island sign）というものがある．大きな血腫から1〜20 mm離れたところにある小さい（＜10 mm）血腫で，大きな血腫とつながっていないものをいう．どこかのCTスライスでメインの血腫とつながっていたら，satellite signとは呼ばないので注意されたい．このsatellite signの感度は46.3〜50％，特異度は71％で，血腫増大（33％以上，または6〜12.5 mL以上）を予想できるという．まぁどれも劇的な所見ではないけど，知っておくと便利（表3）．

表3　血腫増大予測サイン

単純CT	swirl sign	渦巻き状，まだら状血腫 感度28.0〜30.3％	
	satellite sign (island sign)	離れたところに小さい血腫 感度46.3〜50％	
造影CT	spot sign	血腫内の造影剤漏出像 感度54.1〜63.4％	

CTで以下の所見があったら，血腫が増大してくるかも！
- 単純CT：swirl sign（渦巻き状，まだらの血腫），satellite sign（離れた部位に小さい血腫）
- 造影CT：spot sign（血腫内の造影剤の漏出像）

2）どこまで検査するの？

　よくある被殻出血，視床出血，小脳出血，橋出血なら通常高血圧に起因するものが多い．一方，皮質出血や皮質下出血（白質と灰白質の間に出血しやすい）では原因としてアミロイドーシスを疑い，原発性脳室出血では血管奇形などほかの基礎疾患の存在が予想されるため追加画像検査（MRI，MRA，MRV）が必要になる．アミロイドーシスは再発率が9％と高いので要注意だ．また，出血の形が円形でない場合（血管奇形や腫瘍を疑う），出血のわりに浮腫が強すぎたり，浮腫出現が早すぎたりする場合（転移性脳腫瘍を疑う），腎細胞がん，甲状腺がん，胚細胞がんは出血しやすい．その他若年者，産褥期，石灰化を伴うものなどもさらなる精査が必要になることが多い．

Check！文献

15) Peng WJ, et al：Predictive Value of CTA Spot Sign on Hematoma Expansion in Intracerebral Hemorrhage Patients. Biomed Res Int, 2017：4137210, 2017（PMID：28852647）

↑単なる造影CTではなくダイナミックCTAにしてやることでspot signの感度も上がってくる.

16) Park BK, et al：Diagnostic value of swirl sign on noncontrast computed tomography and spot sign on computed tomographic angiography to predict intracranial hemorrhage expansion. Clin Neurol Neurosurg, 182：130-135, 2019（PMID：31121472）

↑227人の脳出血患者のうち, 54人が血腫増大（＞33％, ＞6 mL）をきたした. 2名の神経放射線医が読影したところ, 単純CTでのswirl signの感度は28.0〜30.3％, 造影CTでのspot signの感度は54.1〜56.9％であった. 血腫増大予想に関してはspot signの圧勝.

17) Zheng J, et al：Evaluating the Predictive Value of Island Sign and Spot Sign for Hematoma Expansion in Spontaneous Intracerebral Hemorrhage. World Neurosurg, 117：e167-e171, 2018（PMID：29883830）

↑165人の脳出血のうち41人が血腫増大を呈した. そのCT所見において, island signの感度46.3％, 特異度88.7％であった. spot signの感度は63.4％, 特異度87.1％であった.

18) Yang H, et al：The predictive accuracy of satellite sign for hematoma expansion in intracerebral hemorrhage：A meta-analysis. Clin Neurol Neurosurg, 197：106139, 2020（PMID：32836065）

↑5つの研究のメタ解析を行い, satellite signの有用性を検討. satellite signの感度50％, 特異度71％であった.

研修医M

「出血ならとりあえずトラネキサム酸投与すればいいんじゃないんですか?」

脳出血とトラネキサム酸…エビデンスはまだないに等しい

　岡本彰祐・歌子夫妻が開発したトラネキサム酸が世界の多くの人を救っている事実は, 日本人としてとても誇らしい. 化粧品（美肌効果）や風邪薬（咽頭痛に対して）にまで入っていて, これって万能薬じゃね? と勘違いしてしまいそうだ…あ, 勘違いするのはお前だけだって?

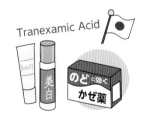

　TICH-2試験では残念ながらトラネキサム酸投与で90日後の神経予後改善効果は見出せなかった. 発症7日目の死亡は少なく, 合併症（血栓症や痙攣）も増えないというのなら, 価格的にも安いトラネキサム酸を投与しないという理由にはならない. でもこの研究ではそもそも75％の患者がすでに発症後3時間以上経ってからのトラネキサム酸の投与となっており, 外傷だって3時間以内じゃないと効果がないわけだから, この結果をそのまま鵜呑みにはできない. 日本では病院へのアクセスもよく, 発症3時間以内に投与できる例が多いだろうから, まだまだトラネキサム酸を見限るわけにはいかないのだ.

> 脳出血にトラネキサム酸
> ● 残念ながらいいエビデンスはまだない. 副作用もない
> ● 発症3時間以内の投与での効果はまだ期待できるかもしれない…わかってないだけ

Check！ 文献

19) 和中敬子：わが師 岡本彰祐・歌子夫妻－WOMAN trialの朗報を受けて－. 血栓止血誌, 28：769-773, 2017

　↑岡本彰祐・歌子両先生の熱い研究姿勢が綴られている.「成功したら君の手柄に, 失敗したら僕の責任に」…後進を育てる素晴らしい先生だったのでしょう.

20) Sprigg N, et al：Tranexamic acid to improve functional status in adults with spontaneous intracerebral haemorrhage：the TICH-2 RCT. Health Technol Assess, 23：1-48, 2019（PMID：31322116）

　↑TICH-2 (Tranexamic acid for hyperacute primary IntraCerebral Haemorrhage) 試験. 12カ国, 124病院が参加した多施設研究. 18歳以上・発症8時間以内の脳出血に対してトラネキサム酸の効果を検討. 抗血栓療法中や外傷, mRS＞4点, 生命予後3カ月未満, GCS＜5点は除外. 2,325人をトラネキサム酸投与群とプラセボ群の2群に割り付けた. 90日後の神経予後は有意差なし. ただし発症7日目の死亡はトラネキサム酸投与群で低かった（調整OR 0.73）. 血栓症や痙攣は増えなかった. そもそも発症から3時間以上経過してからトラネキサム酸が投与されている症例が75％も占めていて, こりゃダメだって思う. だって多くのトラネキサム酸の効果は3時間以内に投与しないといけないんだもの.

21) Meretoja A, et al：Tranexamic acid in patients with intracerebral haemorrhage (STOP-AUST)：a multicentre, randomised, placebo-controlled, phase 2 trial. Lancet Neurol：doi：10.1016/S1474-4422(20)30369-0, 2020（PMID：33128912）

　↑造影CTでspot signを認める脳出血患者100人を, 4.5時間以内にトラネキサム酸投与群とプラセボ群に割り付けて, 24時間後の血腫増大（＞33％, ＞6 mL）が抑えられるかどうかを検討した. またもや残念ながらトラネキサム酸の有用性は示せなかった. 重大合併症もなかったのでいいじゃないかという捨て鉢な感じしか残らない. やっぱり3時間以内を目指さないとダメなんじゃないかな？

22) Hu W, et al：Tranexamic Acid in Cerebral Hemorrhage：A Meta-Analysis and Systematic Review. CNS Drugs, 33：327-336, 2019（PMID：30741383）

　↑14の研究・4,703人のメタ解析. 脳出血に対してトラネキサム酸は90日後および180日後の死亡率改善効果を認めなかった. 血腫増大率はより低かったが, 機能予後には影響を与えなかった. トラネキサム酸投与により血栓症などの合併症は増えなかった.

研修医 M

「被殻出血で結構出血量が多いので, これは手術すればいいんですよね？」

表4 脳出血の手術適応

手術適応なし	部位に関係なく，血腫＜10 mLまたは神経所見が軽微なら手術は**行わないよう**に推奨（グレードD）
	深昏睡（JCS 300）の血腫除去は**科学的根拠はない**（グレードC2）
被殻出血	神経所見中等症＋血腫≧31 mL＋圧迫所見高度なら，手術を**考慮してもよい**（グレードC1）
	特にJCS 20～30の場合，定位的脳内血腫除去術が勧められ（グレードB），開頭血腫除去術を**考慮してもよい**（グレードC1）
視床出血	急性期の治療としての血腫除去術は科学的根拠なく**勧められない**（グレードC2）
	脳室内穿破を伴う場合，脳室拡大が強いときは脳室ドレナージを**考慮してもよい**（グレードC1）
皮質下出血	脳表からの深さが1 cm以下のものでは手術を**考慮してもよい**（グレードC1）
小脳出血	最大径が3 cm以上で神経学的症候悪化の場合，または脳幹圧迫による水頭症を呈している場合は手術を**考慮する**（グレードC1）
脳幹出血	血腫除去術は勧めるだけの根拠がなく，推奨されない（グレードC2）
	脳室内穿破が主体で脳室拡大が強ければ脳室ドレナージを**考慮してもよい**（グレードC1）
成人の脳室内出血	脳血管異常の可能性が高いため，血管造影で出血源検索をすることが望ましい（グレードC1）
	急性水頭症が疑われるものは脳室ドレナージを**考慮する**（グレードC1）
	血腫除去を目的とする血栓溶解薬投与を**考慮してもよい**（グレードC1）
その他	脳内出血，脳室内出血の外科的治療に関して，神経内視鏡手術あるいは定位血腫除去術を**考慮してもよい**（グレードC1）

「脳卒中治療ガイドライン2015［追補2017］」より作表.

脳出血の手術療法

　日本の「脳卒中ガイドライン2015［追補2017］」では手術推奨を表4のように呈示している．手術で感動的に予後がよくなるエビデンスがあればもっと強い推奨ができるのであろうが，なかなかいいエビデンスがないのが現状だ．出血量が少なくて比較的元気なら手術は危険なだけだし，深昏睡の場合は予後は変わらないので手術は意味がない．

　小脳出血で3 cm以上で悪化傾向のあるものは比較的手術のよい適応だが，ほかの出血は「**考慮してもよい**」**止まり**なんだ．

> **手術する？ しない？**
> ● 手術は命を救うが，神経予後がよくなるエビデンスはそれほど高くない

Check! 文献

23) Mendelow AD, et al：Early surgery versus initial conservative treatment in patients with spontaneous supratentorial lobar intracerebral haematomas (STICH II)：a randomised trial. Lancet, 382：397-408, 2013（PMID：23726393）

↑ 601人の脳出血患者（10～100 mLの脳葉出血で，脳室出血のない例）を早期手術と保存療法に割り付けて比較検討．6カ月後の死亡や神経予後不良例で有意差を見出せなかった．手術をしてもあまり関係ないって，脳外科医にはつらい結果となった．

抗血栓薬が入っていたら…

抗血栓薬が入っていたらとにかくすぐに中止する．Al-Shahi Salman らによると抗血小板薬内服中でOR 1.68，抗凝固薬内服中でOR 3.48と血腫増大のリスクが上がる．薬剤ごとに**表5**のように対応する．特に**抗血小板薬内服中の場合，血小板輸血は予後を悪くするので禁忌なの**だ．新鮮凍結血漿は量が多く（10～15 mL/kg），輸血関連肺損傷をきたしやすくなるので，プロトロンビン複合体の方が安全だが，高価である．プロトロンビン複合体はワルファリンなら25～50 IU/kg，Xa阻害薬なら50 IU/kg使用する．ワルファリンにはビタミンK 10 mgを併用する．**DOAC内服が4時間以内の場合，可能であれば活性炭50 gを経口投与する**．

脳出血アクションプラン

救急ではやはりABCの安定化が大事．GCS 8点以下なら気管挿管し，SpO2 > 94 %に保つ．PaCO2は35～45 Torrに保つ．低換気によりPaCO2が蓄積すると脳血流が増えて脳圧が上がり，過換気によりPaCO2が下がると脳血流が低下して脳虚血を助長するため，正常換気を保つこと．血糖，体温は正常値に保つ．脳圧亢進があれば，脳圧を下げるために，頭部挙上し，脳外科医の指示で浸透圧利尿薬を考慮する．浸透圧利尿薬を使用した場合，脱水にならないように尿量をモニターして調節する．ICUではICPモニタリングを行い，ICP < 20 mmHg，CPP > 60 mmHgを目標にする．水頭症があれば早期ドレナージを行う．

発症7日未満の早期痙攣があれば，てんかん再発予測を行い抗痙攣薬を3～6カ月投与する．脳出血後のてんかん再発予測スコアにはCAVEスコア（Cortical involvement：皮質下出血，Age < 65歳，Volume：血腫量 > 10 mL，Early seizure：7日以内の早期てんかん，の4項目．

表5　抗血栓療法中の脳出血の対応

抗血小板薬		血小板輸血は標準治療に比して有効性がないだけでなく死亡・要介助者を増やすので行わないよう勧められる（グレードD）
抗凝固薬	ワルファリン	PT-INR 1.35以下にコントロールする（グレードB）． ビタミンK併用を考慮してもよい（グレードC1） 新鮮凍結血漿よりもプロトロンビン複合体を考慮してもよい（グレードC1）
	DOAC	ダビガトランに対しては拮抗薬イダルシズマブを考慮してよい（グレードC1） 経口活性炭，プロトロンビン複合体を考慮してもよい（グレードC1）

「脳卒中治療ガイドライン2015［追補2019］」より作表．
Xa阻害薬に対する拮抗薬（アンデキサネット）は日本未発売．

各項目1点として合計する）を計算して予防するかどうかを決める．ただ早期てんかん，遅発性てんかん双方において一次予防のエビデンスはないのが現状だ．脳卒中後てんかんを早期に見つけるのは結構難しい．

　深部静脈血栓症予防については，エビデンスとしては弾性ストッキングは無効で，下肢間欠的空気加圧が推奨される．ただし，脳出血後，弾性ストッキングを履かせなかったということで裁判になった例もあり〔大阪地裁 平成21年9月29日判決（判例タイムズ，1319：211，2010）〕，弾性ストッキングはとりあえず履かせておこう．止血が確認されたら，24〜48時間後に低分子ヘパリンを考慮するとはいうものの，アジア人はほかの人種と比べて出血しやすい（Lancet Neurology, 19：439-458, 2019）ので，慎重に考えた方がいいかもね．

Check！文献

24) Baharoglu MI, et al：Platelet transfusion versus standard care after acute stroke due to spontaneous cerebral haemorrhage associated with antiplatelet therapy（PATCH）：a randomised, open-label, phase 3 trial. Lancet, 387：2605-2613, 2016（PMID：27178479）

　↑抗血小板薬内服中のテント上脳出血患者190人に対して血小板輸血群と標準治療群に割り付けた．3カ月後の死亡や神経予後不良は血小板輸血を行った方が多かった（42％ vs 29％：OR 2.05）．

25) Haapaniemi E, et al：The CAVE score for predicting late seizures after intracerebral hemorrhage. Stroke, 45：1971-1976, 2014（PMID：24876089）

　↑CAVEスコアの原著論文．皮質下出血，65歳未満，血腫量＞10 mL，7日以内の早期てんかんの4項目をチェックする．0項目で0.6％，1項目で3.6％，2項目で9.8％，3項目で34.8％，4項目で46.2％にてんかん再発がみられた．

26) Frontera JA, et al：Guideline for Reversal of Antithrombotics in Intracranial Hemorrhage：A Statement for Healthcare Professionals From the Neurocritical Care Society and the Society of Critical Care Medicine. Neurocrit Care, 24：6-46, 2016（PMID：26714677）

　↑抗血栓薬内服中の脳出血の対処ガイドライン．

27) de Oliveira Manoel AL, et al：The critical care management of spontaneous intracranial hemorrhage：a contemporary review. Crit Care, 20：272, 2016（PMID：27640182）

　↑**必読文献**．脳出血の重症患者管理についてのreview．臨床に強くなりたかったら読みましょう．なかなか読みごたえがありますよ！

28) Marcolini E, et al：Intracranial Hemorrhage and Intracranial Hypertension. Emerg Med Clin North Am, 37：529-544, 2019（PMID：31262419）

　↑**必読文献**．頭蓋内出血・頭蓋内圧亢進についてのよくまとまったreviewです．

29) Schrag M & Kirshner H：Management of Intracerebral Hemorrhage：JACC Focus Seminar. J Am Coll Cardiol, 75：1819-1831, 2020（PMID：32299594）

　↑**必読文献**．アメリカ心臓病学会のセミナー．高血圧やアミロイドーシス以外の二次性脳出血についても詳説．脳出血のアクションプランも細かく記載があり勉強になるよ．

30) Taylor CJ：The management of spontaneous primary intracerebral haemorrhage. Anaesth Intensive Care Med, 21：8-12, 2020

　↑**必読文献**．ICUでのマネージメントが中心．

31) Baugh CW et al：Anticoagulant Reversal Strategies in the Emergency Department Setting：Recommendations of a Multidisciplinary Expert Panel. Ann Emerg Med, 76：470-485, 2020（PMID：31732375）

　↑必読文献．脳出血に限らず，一般的な救急現場での抗血栓薬の中和法．

32) de Oliveira Manoel AL：Surgery for spontaneous intracerebral hemorrhage. Crit Care, 24：45, 2020（PMID：32033578）

　↑必読文献．外科手術は脳出血の治療としてどう役に立つのか．

33) Honore PM, et al：New alternative to antidotes for novel oral anticoagulants and ticagrelor in the case of severe bleeding. Crit Care, 24：48, 2020（PMID：32046758）

　↑CytoSorb deviceはサイトカインを除去するための装置で敗血症で使われるもの．Honoreらはこの装置でDOACも抗血小板薬も除去できるという．本当かなぁ．

34) Kuramatsu JB, et al：Reversal of oral anticoagulation in patients with acute intracerebral hemorrhage. Crit Care, 23：206, 2019（PMID：31171018）

　↑必読文献．脳出血における抗凝固薬の拮抗に関するreview．ワルファリンに対しては，プロトロンビン複合体（25〜50 IU/kg）とビタミンK 10 mgを使用し，4時間以内にINR＜1.3をめざす．血圧も140 mmHgを目指して降圧するが，過度な降圧（100〜120 mmHg以下）にはならないようにする．DOACでは内服4時間以内で可能なら活性炭50 gを経口投与する．また各DOACの特異的拮抗薬を考慮する．加えてプロトロンビン複合体を50 IU/kg投与する．

No way！アソー！モジモジ君の言い訳

～そんな言い訳聞き苦しいよ！
No more excuse！No way！アソー（Ass hole）！

×「脳出血なので，ガンガン血圧下げましょう」

→もちろん血圧を下げるのはいいけれど，下げすぎても予後が悪くなるので気をつけよう．

×「え？トラネキサム酸ってエビデンスないんじゃないですか？」

→ある意味正しいが，日本のようにかなり早期に受診しているときのエビデンスはまだないに等しい．トラネキサム酸が合併症を助長するわけではない．上級医が使うと言ったら使おうね．エビデンスも大事だけど，チームワークも大事だよ．

×「手術ってあまりいいエビデンスないんでしょ？」

→小脳出血に関してはいいデータがあるんだよ．でも患者さんを相手にするということはエビデンスの有無だけで決められるものではないんだよ．

×「これって血腫増大リスクのspot signですかね」

→いやいや造影CTでみられるのがspot sign．君の見ているのは単純CTなので，そもそもspot signは見えるはずがないんだ．それはスクリーンの傷だね．

×「抗血小板薬内服中の脳出血なので，血小板を補充しないと…」

→いやいや血小板輸血は予後が悪化するので禁忌だよ．

林　寛之（Hiroyuki Hayashi）：福井大学医学部附属病院救急科・総合診療部

Zoomは案外疲れる．目も疲れ，お尻も疲れ，肩こりもひどくなる．躍動感あふれる講義ができなくなり，どことなくストレスがたまってくるのは自分だけかしら？ コロナも市中感染化しつつあり，一体全体どうなることやら．こんななかで研修する研修医達は大変だと思うが，全力で支えてあげたいと思う．一般患者さんも軽症受診は減りつつあり，「知っている」から「使える」知識になるように，むしろしっかり指導する時間が確保できてきている気もするなぁ．でも，あぁ，早く元の生活に戻りたい！

1986　自治医科大学卒業	日本救急医学会専門医・指導医
1991　トロント総合病院救急部臨床研修	日本プライマリ・ケア連合学会認定指導医
1993　福井県医務薬務課所属　僻地医療	日本外傷学会専門医
1997　福井県立病院ER	Licentiate of Medical Council of Canada
2011　現職	

★後期研修医大募集中！ 気軽に見学にどうぞ！ Facebook⇒福井大学救急部・総合診療部

Book Information

改訂版 ステップビヨンドレジデント1
救急診療のキホン編 Part1

発行 ⑨羊土社

心肺蘇生や心電図、アルコール救急、
ポリファーマシーなどにモリモリ強くなる！

著／林　寛之

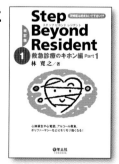

● 大人気シリーズの第1巻が全面改稿・超大幅ボリュームアップで帰ってきました！
● 最新のエビデンスが満載，ワンランク上を目指すポストレジデント必携の一冊！

□ 定価（本体 4,500円＋税）　□ B5判　□ 400頁　□ ISBN 978-4-7581-1821-7

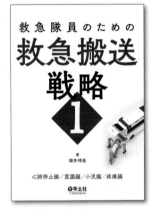

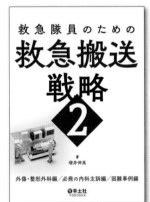

対岸の火事
研修医が知って得する日常診療のツボ
他山の石
中島 伸

他人の失敗を「対岸の火事」と笑い飛ばすもよし，「他山の石」と教訓にするのもよし．研修医時代は言うに及ばず，現在も臨床現場で悪戦苦闘している筆者が，自らの経験に基づいた日常診療のツボを語ります．

その232
手術上達のヒント（その2）

前回（2020年12月号）は手術ビデオの編集を行えば手術の上達が期待できる，というお話をいたしました．今回と次回は縫合・結紮の上達法について述べたいと思います．

脳神経外科は糸結びが下手？

遠い昔，医学部を卒業したての最初の1年，私が研修したのは大学病院の麻酔科です．幸いなことに麻酔をかけながら，さまざまな診療科の手術技術を見ることができました．手品のような鮮やかな連続片手結びとか，基本通りの両手結びとか，組織を寄せて緩まない結紮とか，いろいろです．総じて皆さん糸結びが上手でした．というより，周囲に上手いとか下手だとかを感じさせないくらい手術がスムーズに進んでいた記憶があります．

その後，脳神経外科での研修をはじめた私に上級医の先生がふと漏らしたのは「脳外科医はあまり糸結びがうまくないからなあ」という台詞です．そのときはちょっとガッカリした私ですが，後でその意味がわかるようになりました．そもそも脳外科では顕微鏡手術の技術こそが重要であり，開閉頭のときの糸結びの技術はあまり重要視されていなかったのです．しかし，何事も上手い人とそうでない人がいるというのは世の常であり，人によって技術レベルはいろいろでした．

研修医たちに教えるために

私の場合はどうかというと，はっきり言って糸結びが下手でした．麻酔科研修の後に脳外科デビューしたので結紮技術を鍛える期間がなかったのです．そんな私に比べて，一般外科で研修してから脳外科に来た同僚たちの多くは糸結びが上手でした．

私に反省すべき点があるとすれば，あまり上手でないままその後の期間を過ごしてしまったことです．そもそも頭皮も筋肉も血流豊富な組織なので，適当に縫合や結紮をすませてもうまく治癒してくれます．しかし，自分が年をとって若い脳外科医たちに手術技術を教える立場になるとそういうわけにはいきません．そこで，人に隠れて自分なりに練習することで，何とか研修医たちに教える技術を習得しようと企てたのです．その後の修業を通じて辿り着いたのは「手術の達人は最初から上手だったのではなく，それぞれにいろいろな形で練習をしてきたのだろうな」という当たり前の結論でした．今回は私なりの手術練習用の工夫を披露したいと思います．

5つの結紮技術

私の場合，一般外科の経験はほとんどないので，あくまでも脳外科で使う結紮技術の練習が前提になります．しかし私の経験は皆さんのヒントになるはずです．ぜひ参考にして自分に必要な技術を習得するための練習環境を工夫してください．

脳外科で必要な手で行う結紮技術は以下の5つがメインです．

① 浅い術野で行われる浅側頭動脈や共通顔面静脈などの血管を結紮する技術
② 開頭時に切断した側頭筋の筋膜に針糸をかけ，寄せて結紮する技術
③ 頭皮の直下にあるGalea aponeurotica（帽状腱膜）という，われわれが「ガレア」と呼んでいる丈夫な膜に埋没で針糸をかけ，寄せて結紮する技術
④ 術野の周囲の硬膜に針糸をかけ，開頭した骨縁に斜めに開けた小孔を通して縫い付ける技術

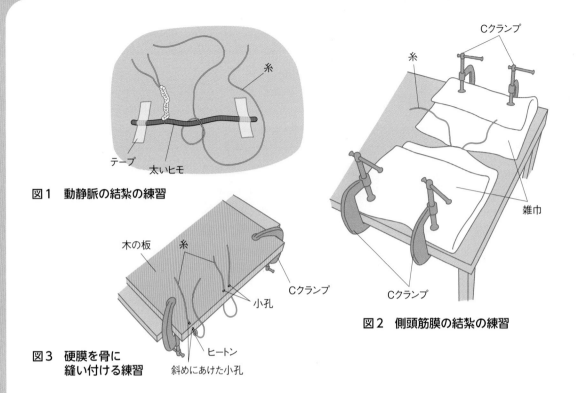

図1　動静脈の結紮の練習

図2　側頭筋膜の結紮の練習

図3　硬膜を骨に
　　　縫い付ける練習

⑤ 硬膜を閉鎖した後に中央部に針糸をかけ，骨弁に開けた2つの小孔を通して縫い付ける技術

深く繊細な組織をちぎらないように結紮するという，一般外科で必要とされる技術は特に脳外科では要求されません．

① 動静脈の結紮

①の動静脈の結紮は基本中の基本ですが，手術の流れを妨げないようにスムーズに行う必要があります．もし，術後にこの結紮が緩んで出血したら再手術をすることになります．なので，スムーズで確実な結紮をめざしましょう．

練習は机の上にそこそこの太さのヒモをセロテープで貼るだけで可能です（図1）．ヒモは何でも使えますが，首にかける名札のヒモで不要になったものが1つの候補かと思います．このヒモを相手に何十回，何百回と練習するとスムーズで確実な結紮を体得することができるはずです．

② 側頭筋膜の結紮

②の側頭筋膜の結紮は遠くにある組織同士に対し，針糸をかけて寄せるという動作と，それを緩まないように結紮するという動作にわかれていて，この両方を確実に行わなくてはなりません．私は机や板に2枚の雑巾を少し離して固定しておき，これらを縫合・結紮する練習を行いました（図2）．固定は，ホームセンターなどに売っている金属製のCクランプを用いると簡単にできます．では，持針器や針，糸はどうするんだ，ということになりますが，私は本物のヘガール持針器やマチュウ持針器を手術器械メーカーから私物として直接購入していました．また，針や糸は実際の手術の後に余ったものを手術室からもらって使いました．糸については市販のタコ糸を使うという手もあります．いろいろな太さがあり，価格も安いので練習にはぴったりです．

③ ガレアの結紮

③のガレアの結紮は脳外科独特の技術ですが，ほかの分野にも汎用性が高いものだと思います．これ

も②と同じように，2枚の雑巾または1枚の雑巾を折り返したものをCクランプで机や板に固定します．側頭筋膜と違って「遠くにある組織を寄せる」という動作は不要で，近くの組織に針糸をかけて縫合・結紮するだけです．しかし，キチンと創縁を合わせるためには，正しい層に針糸をかけることと埋没縫合することの2つが要求されます．この2つは特別難しいことではありません．正確に行うという心掛けが必要なだけなので，この心掛けを養うための練習だと思いましょう．ガレアをきれいに縫合すると，「もう皮膚は縫わなくてもよいんじゃないか」と思うくらいうまく頭皮が寄ります．この達成感は雑巾相手の練習でも得ることができるので，ぜひ皆さんも試してみてください．

④，⑤ 硬膜を骨に縫い付ける

④⑤の硬膜を骨に縫い付けるというのも脳外科独特の手術操作です．骨はホームセンターで買ってきた厚さ2センチ程度の木の板を用いました．縁にキリで斜めに小孔をあけ，側面にヒートン（頭が輪になった金具）をねじこむと完成です．ここにタコ糸とか釣り用のテグスを通して緩まないように結紮する練習をします．また，この板に2つの小孔を並べて開けておけば，小孔の間に糸を通して緩まないように結紮する練習も可能です．この板全体はCクランプで机に固定しておけば，結紮のときに少々引っ張っても動きません（図3）．

練習あるのみ

実際の手術で用いられる結紮動作を考えて練習環境を工夫したら，後は何百回，何千回と練習するのみです．世のなかには「糸結びくらい練習しなくてもできるよ」という才能に恵まれた人もいることと思いますが，そのほかの9割の人は練習が必要です．練習すれば間違いなく上達しますが，練習しなければいつまで経っても上手になりません．まずは練習のための環境づくりからはじめてはいかがでしょうか？

※次回は緩まない結紮の工夫について，私の考えを述べましょう．

最後に1句

> 外科めざし　練習環境　整えて
> 　　　　ひたすら練習　毎日練習

中島　伸
（国立病院機構大阪医療センター脳神経外科・総合診療科）
著者自己紹介：1984年大阪大学卒業．
脳神経外科・総合診療科のほかに麻酔科，放射線科，救急などを経験しました．

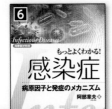 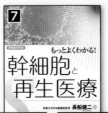 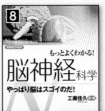 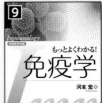
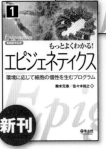 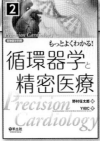 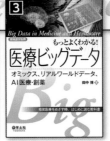 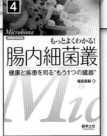 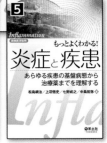

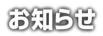
第16回 若手医師のための 家庭医療学冬期セミナー

　"若手医師のための家庭医療学冬期セミナー（通称：冬セミ）"は，若手医師による若手医師のためのセミナーであり，毎年多くの方々にご参加いただいております．

　今回，テーマとして「Innovators ～変化を追い風に～」を掲げました．COVID-19の影響で社会全体が大きく変化を迎えた今，変化を追い風として捉え，新たな時代を切り開いていく姿勢こそ，われわれ若手医師に必要なものではないかと考えております．

　皆様のご参加をスタッフ一同，心よりお待ちしております．

【目的】若手医師が家庭医療・総合診療・プライマリ・ケアについての知識やスキルを習得すること．そして，仲間と交流し結束を深めること．

【内容】今回は，完全Web開催で以下の3方法併用となります．
　1. ZoomでのLive配信
　2. ZoomでのLive配信を収録し，後日オンデマンド配信
　3. 事前収録によるオンデマンド配信
　全体講演や特別企画，ワークショップ，オンデマンド配信レクチャーを予定しております．

【日時】LIVE配信：2021年2月6日（土）～7日（日）
　オンデマンド配信：2021年2月6日（土）～3月31日（水）

【対象】総合的な医療をめざす専攻医（後期研修医），若手医師および初期研修医．全体講演については医療者以外も含めた幅広い層の参加を予定しております．

【登録参加料】会員：10,000円，非会員：12,000円
　全体講演（LIVE配信）のみ：2,000円

【一般参加受付期間（予定）】2020年12月初旬～2021年1月末
　申し込みはプライマリ・ケア連合学会ホームページ（下記URL）をご覧ください．
　https://www.primary-care.or.jp/seminar_w/index.html

神経疾患に親しみ強くなる会（SST） 第15回教育セミナー

神経救急の臨床 Vol.4 ～ 二次救急、急性期を中心に

【代表世話人】北川泰久（東海大学 名誉教授，東海大学医学部付属八王子病院 顧問）
　　　　　　　髙木 誠（東京都済生会中央病院 名誉院長）

A）会場講義
　【会期】2020年12月26日（土）9：55～17：10
　【会場】飯田橋レインボービル7階 大会議室
　【定員】60名（予定）/お弁当，Web講義聴講権ありの予定

B）Web講義
　【配信期間】
　　2021年1月9日（土）9：55～1月17日（日）23：00
　【定員】150名（予定）

※「A）会場講義」を撮影＆編集加工後，ストリーミング配信による「B）Web講義」実施．
※A・Bのいずれかをご選択ください

【受講料】12,000円（税込：講義テキストを含む）

【プログラム】
　① 神経疾患救急～後遺症を残さないための診かた・考えかた
　② 筋疾患に親しむために（救急・緊急診療を中心に）
　③ 頭痛の救急診療
　④ めまい平衡障害の救急：鑑別と治療
　⑤ Time Every Brain：脳卒中救急診療の新機軸
　⑥ ギラン・バレー症候群，フィッシャー症候群の救急診療

【お問い合わせ先】「神経疾患に親しみ強くなる会（SST）」
　事務局運営：土田謙二（事務局長，MA&P代表）
　URL：http://shinkeishikan.kenkyuukai.jp
　E-mail：shinkeishikan.shitashimukai@medical-ap.jp

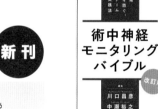

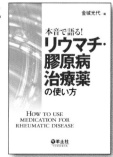

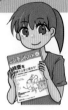

プライマリケアと救急を中心とした総合誌

レジデントノート

定価（本体2,000円＋税）

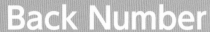

Back Number

お買い忘れの号はありませんか？

すべての号がお役に立ちます！

2020年12月号（Vol.22 No.13）

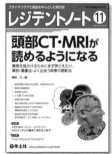

外科研修が
はじまった！

栄養管理、疼痛・感染対策、
外傷対応など初期研修中に
会得しておきたい外科的素養

編集／今村清隆

2020年11月号（Vol.22 No.12）

頭部CT・MRIが
読めるようになる

異常を見分けるために
まず押さえたい、解剖・撮像法・
よく出会う疾患の読影法

編集／横田　元

2020年10月号（Vol.22 No.10）

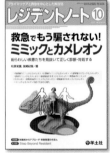

救急で
もう騙されない！
ミミックとカメレオン

紛らわしい疾患たちを見抜いて
正しく診断・対処する

編集／松原知康，宮崎紀樹

2020年9月号（Vol.22 No.9）

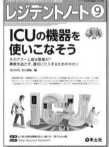

ICUの機器を
使いこなそう

そのアラーム音は緊急か？
異常を逃さず、
適切に介入するためのキホン

編集／古川力丸，石川淳哉

2020年8月号（Vol.22 No.7）

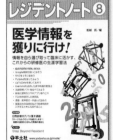

医学情報を
獲りに行け！

情報を自ら選び取って臨床に活かす、
これからの研修医の生涯学習法

編集／舩越　拓

2020年7月号（Vol.22 No.6）

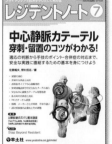

中心静脈カテーテル
穿刺・留置の
コツがわかる！

適応の判断から
手技のポイント・合併症の対応まで、
安全な実践に直結するための
基本を身につけよう

編集／野村岳志，佐藤暢夫

2020年6月号 (Vol.22 No.4)

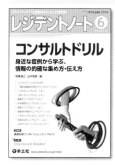

コンサルトドリル

身近な症例から学ぶ、
情報の的確な集め方・伝え方

編集／宗像源之，山中克郎

2020年5月号 (Vol.22 No.3)

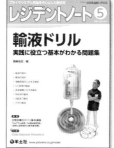

輸液ドリル

実践に役立つ基本がわかる問題集

編集／西﨑祐史

2020年4月号 (Vol.22 No.1)

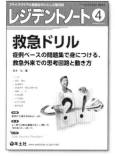

救急ドリル

症例ベースの問題集で身につける、
救急外来での思考回路と動き方

編集／坂本　壮

2020年3月号 (Vol.21 No.18)

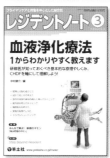

血液浄化療法
1からわかりやすく
教えます

研修医が知っておくべき
基本的な原理やしくみ、
CHDFを軸にして理解しよう！

編集／中村謙介

2020年2月号 (Vol.21 No.16)

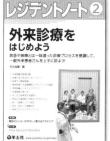

外来診療を
はじめよう

救急や病棟とは一味違った
診療プロセスを意識して、
一般外来患者さんを上手に診よう！

編集／石丸裕康

2020年1月号 (Vol.21 No.15)

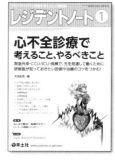

心不全診療で
考えること、
やるべきこと

救急外来・CCU/ICU・病棟で、
先を見通して動くために
研修医が知っておきたい
診断や治療のコツをつかむ！

編集／木田圭亮

以前の号はレジデントノートHPにてご覧ください ▶ www.yodosha.co.jp/rnote/

バックナンバーのご購入は，今すぐ！

- お近くの書店で：レジデントノート取扱書店
  （小社ホームページをご覧ください）
- ホームページから
  www.yodosha.co.jp/
- 小社へ直接お申し込み
  TEL　03-5282-1211 (営業)
  FAX　03-5282-1212

※ 年間定期購読もおすすめです！

レジデントノート 電子版 バックナンバー

現在市販されていない号を含む，
レジデントノート月刊 既刊誌の
創刊号〜2016年度発行号までを，
電子版 (PDF) にて取り揃えております.

・購入後すぐに閲覧可能　・Windows/Macintosh/iOS/Android 対応

詳細はレジデントノートHPにてご覧ください

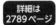

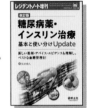
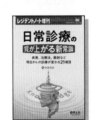
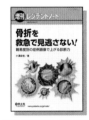
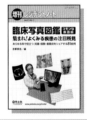
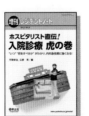
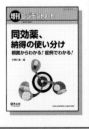

レジデントノート 次号 **2**月号 予告

（Vol.22 No.16）2021年2月1日発行

特 集

救急外来・ICUの採血検査
～選び方と、使い方 (仮題)

編集／志馬伸朗 (広島大学大学院 医系科学研究科 救急集中治療医学)

研修医の先生方も救急外来やICUで採血検査を行う機会は非常に多いと思いますが、"何でもかんでも検査"になってはいないでしょうか？ 2月号では、病態やその重症度を迅速かつ的確に把握し診断するための、救急・ICUでの必要な検査の選びかた・結果の正しい解釈のしかたを解説します。検査結果の解釈から導かれる適切な治療や、検査の精度・限界、コストや保険診療についても触れ、意義のある検査ができるようになる1冊です。

連 載

● **よく使う日常治療薬の正しい使い方**
　「抗MRSA薬の正しい使い方」
　……………………… 山岸由佳，三鴨廣繁 (愛知医科大学大学院医学研究科 臨床感染症学)

● **それゆけ！ エコー・レジデント！**
　「肺エコーに挑戦！！」
　………… 大矢あいみ，谷口隼人 (横浜市立大学附属市民総合医療センター 高度救命救急センター)

その他

※タイトルはすべて仮題です．内容，執筆者は変更になることがございます．

レジデントノート

Vol. 22 No. 15 2021〔通巻307号〕
2021年1月1日発行 第22巻 第15号
ISBN978-4-7581-1655-8

定価 本体2,000円＋税（送料実費別途）

年間購読料
　24,000円＋税（通常号12冊，送料弊社負担）
　52,200円＋税（通常号12冊，増刊6冊，送料弊社負担）
　　※海外からのご購読は送料実費となります
　　※価格は改定される場合があります

郵便振替 00130-3-38674

© YODOSHA CO., LTD. 2021
Printed in Japan

発行人 一戸裕子
編集人 久本容子
副編集人 保坂早苗
編集スタッフ 田中桃子，遠藤圭介，
　　　　　　 清水智子，伊藤 駿
広告営業・販売 松本崇敬，中村恭平，加藤 愛
発行所 株式会社 羊 土 社
　〒101-0052 東京都千代田区神田小川町2-5-1
　TEL 03(5282)1211／FAX 03(5282)1212
　E-mail eigyo@yodosha.co.jp
　URL www.yodosha.co.jp/
印刷所 三報社印刷株式会社
広告申込 羊土社営業部までお問い合わせ下さい．

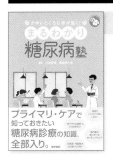

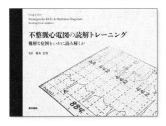

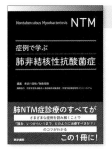

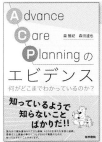

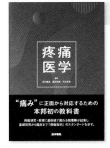

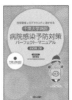
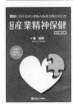
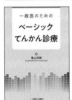
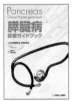
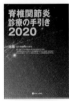

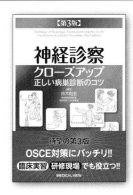

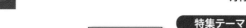

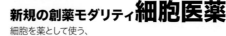

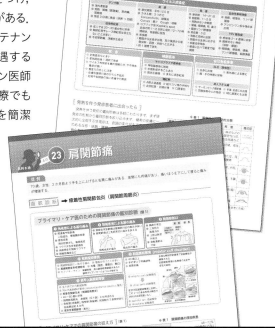

レジデントノート　1月号
掲載広告　INDEX